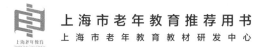

上海市老年教育推荐用书

上海市老年教育教材研发中心

合理用药 你"药"懂

石浩强 主编

复旦大学出版社

本书编委会

主编　石浩强

编委　（按姓氏笔画排列）

　　　石浩强　卢庆鋆　李文井

　　　陆　菲　周　霄　管滢芸

总　序

　　上海市老年教育推荐用书是在上海市学习型社会建设与终身教育促进委员会办公室、上海市老年教育工作小组办公室和上海市教委终身教育处的指导下,由上海市老年教育教材研发中心牵头,联合有关单位和专家共同研发的系列推荐用书。本系列用书秉承传承、规范、创新的原则,以国家意志为引领、以地域特色为抓手、以市民需求为出发点,研发具有新时代中国特色、上海特点的老年教育推荐用书,丰富老年人的教育学习资源,满足老年人的精神文化需求。

　　本次出版的推荐用书既包含"上海时刻"中华人民共和国成立70周年献礼、生活垃圾分类、鹤发童"言"、美术鉴赏等时代热点和社会关注的内容,也包含老年人权益保障、老年人心理保健、四季养生、家居艺术插花、合理用药等围绕老年人生活需求的内容。在教材内容和体例上尽量根据老年人学习的特点进行编排,在知识内容融合的前提下,强调基础、实用、前沿;语言简明扼要、通俗易懂,让老年学员看得懂、学得会、用得上。在教材表现形式上,充分利用现代信息技术和多媒体手段,以纸质书为主,配套建设电子书、有声读物、学习课件、微课等多种学习资源。完善"指尖上的老年教育"微信公众号的教育服务功能,打造线上、线下灵活多样的学习方式,积极构建泛在可选的老年学习环境。

　　"十三五"期间,上海市老年教育教材研发中心共计策划出版上海市老年教育推荐用书50本。这是一批可供老年教育机构选用的

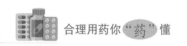

总
序

教学资源,能改善当前老年教育机构缺少适宜教学资源的实际状况,也能为老年教育教学者提供教学材料、为老年学习者提供学习读本。系列推荐用书的出版是推进老年教育内涵发展,提升老年教育服务能力的重要举措;也是积极践行"在学习中养老"的教育理念,为老年人提供高质量的学习资源服务,进一步提高老年人的生命质量与幸福指数,促进社会和谐与文明进步。

本套上海市老年教育推荐用书凝聚了无数人的心血,感谢各级领导和专家的悉心指导,感谢各位老年教育同行的出谋划策,还有所有为本次推荐用书的出版工作做出贡献的老师,一并感谢。

上海市老年教育教材研发中心

2020 年 2 月

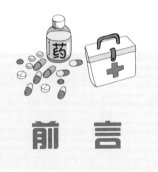

前　言

　　"是药三分毒"，这是民间俗语；药物是把"双刃剑"，这是医界共识。合理用药，可以有效治疗疾病，降妖除魔；药物滥用，则适得其反，更可危及生命。因此，合理用药事关医疗安全与患者生死，不可不察。

　　医学是科学。科学的知识如何能够被普通大众所了解？如何将晦涩难懂的医学术语，用群众喜闻乐见的语言，让百姓喜欢读、容易记、主动运用？科普是重要的手段。医学科普要达到普及教育的目的，首先要科学，其次要有趣，这样才能在传播科学的医学知识的同时，更多地吸引读者的阅读兴趣。本书较好地体现了科学性与趣味性的有机统一，可读性强。

　　书中每篇文章都非常实用，这些用药问题大多是百姓在日常用药时经常遇到的、迫切想知道的，或者是常见的疑问、习以为常的错误做法。编者将它们认真梳理、科学解答。如"麻药并不会影响手术患者的智力"一文，从现代麻醉技术的进步到全身麻醉的药物使用，阐明"全身麻醉后记忆力会受影响、脑子会变笨"的顾虑是没有任何科学依据的。但是针对某些术后记忆力下降的现象，编者也不忘分析原因。这样的文章不仅传递了药物知识，更以严谨的态度、专业的解读显示出科学性与权威性，让人信服。

更让人欣赏的是，书中每篇文章的标题都经过精心推敲，简洁明快、准确贴切、生动传神。如：用药晚一步，药效靠不住；输液风险不亚于"小手术"；吃减肥药，要"斤斤计较"；利尿剂，小小一罐"威力"大；痤疮用药，也需"私人定制"；"网红药"氯苯那敏（扑尔敏），如何"扑灭你的过敏"……这些亮眼的标题，让读者产生进一步阅读的强烈兴趣。与此同时，文章语言也通俗易懂、生动形象，颇具文采。如"中成药里的'混血儿'，你知道多少"一文中，编者将含有西药成分的中成药比喻成"混血儿"，让人印象深刻。

医学科普读物通过科学知识的普及与传播，架起医学与大众之间沟通的桥梁。本书让读者在轻松阅读的同时获得安全、合理用药的知识，掌握正确的用药方法，不仅是有效指导患者合理用药的指南读本，也可以成为百姓日常生活中科学认识药物、了解合理用药的参考。

李文芳

上海市医学会科普分会候任主任委员、上海市健康促进中心报刊部主任、《上海大众卫生报》编辑部主任

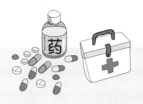

目 录

目
录

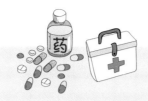

用药常识篇

症状消失了就可以停药吗

当疾病发生时,药物是改善症状、控制病情、进而治愈疾病的最有效手段。当身体出现了难以忍受的状况时,恰如"警钟响起",此时应该积极地使用药物来进行治疗,几乎所有人都会主动寻求吃药、打针、输液,以减轻症状。然而当用药一段时间后,症状缓解或者消失,用药依从性就会有所下降,有些人甚至会直接停药。这样做正确吗?

慢性病治疗,症状消失不能停;对症治疗,症状消失可以停药

事实上,疾病有慢性病和急性发作之分,药物的治疗也有治标和治本的区别。在用药时,药物的持续治疗时间不尽相同,疗程当然也会有长有短,并不是所有的药物都能在症状缓解后马上停掉的。

慢性病患者一般需要坚持长期用药,必要时根据病情的发展来调整药物的治疗剂量。如高血压这一疾病,大多数患者需要长期服用

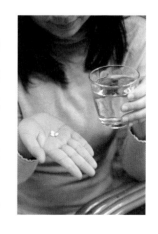

降压药物,以求控制血压,防止血压升高后对靶器官的损害,将心血管事件的发病率和死亡的总体危险降至最低。随意地减量用药或者间断用药,季节交替时血压一高就用药,天气变热时血压一低就自行停药,会导致血压的"报复性"反弹,十分危险,有时甚至可能威胁生命。而一些对症治疗的药物,如退热药、止吐药、泻药等,如果症状改善或消失,确实是可以考虑停药的,因为这些药物治标不治本,当症状消失时,完全可以停药。

较难治愈的疾病须用足疗程

对于某些较难治愈的疾病,药物治疗需要遵循规律、足量、长期用药的原则,方可控制病情,进而治愈疾病。如胃及十二指肠溃疡、结核等疾病,在症状消失后还需要继续服药,以求巩固疗效,以免疾病复发。对于胃溃疡复发的患者,在胃痛症状消失后何时停药是一个影响疗效的重要因素,其治疗首选质子泵抑制剂(PPI),十二指肠溃疡用药疗程为 4~6 周,胃溃疡用药疗程为 6~8 周。

结核患者必须坚持规律、全程用药,一般治疗需要数月乃至 1 年左右的时间,随意停药可能会导致耐药性的产生。细菌感染的患者,在使用抗菌药物时,也不可以症状一好就停药,一般需要在体温恢复正常,炎性症状消退后的 72~96 小时方能停药。其他不宜在症状控制后立即停用的药物还有如糖皮质激素、抗癫痫药物、催眠药、抗心绞痛药物和抗精神病药物等。

规范用药,不良反应和药物依赖都可以避免

患者在症状缓解后就停药,可能是出于对于药物不良反应的担忧。事实上,正常药物的不良反应一般都是比较轻微的,患者大多可以耐受,在停药后也会在短时间内消失,而较为严重的不良反应一般比较罕见。

症状缓解并不意味着完全康复,药物一旦停用,疾病可能就会卷

土重来、复发甚至加重。另外,药物的成瘾性一般都是由于滥用造成的,在规范、适宜剂量与正确疗程下合理使用药物,一般不会产生依赖性。

"好药"应该先用,还是后用

人吃五谷杂粮,生病难以避免,药物会经常伴随着人们。对于同一种疾病,往往有多种药物可供选择,不同药物之间又存在着药效的差异。那些临床效果明显且不良反应已知和可控的药物,通常就是我们称之为的"好药"。有人认为,"好药"应该留在最后用,因为最好的药就像是一道"杀手锏",如果一开始就使出,突破了最后一道防线,甚至产生了耐药性,往往就意味着无药可用了。

"好药"究竟是先用,还是后用,这应当根据不同情况区别对待。首先,我们来了解一下与之相关的"耐药"这个概念。耐药性指的是微生物、寄生虫、肿瘤细胞对于药物作用产生的耐受性,一旦耐药性产生后,药物的治疗作用会下降,甚至导致治疗无效的结果。

一般细菌感染·好药留在后面

就抗生素而言,有人认为广谱抗菌药物比窄谱的好,高代次的抗菌药物要比低代次的好。不过,使用广谱的抗菌药物就像用重磅炸弹狂轰滥炸一样,在对致病菌产生杀伤作用的同时,也可能对其他菌株造成杀伤,从而引起菌群失调,甚至造成二重感染。盲目地优先使用高代次的(特殊使用级)抗菌药物,会引起耐药性的产生,从而导致以后再出现严重感染时无药可用。所以,抗菌药物的使用,就是所谓的"好药"要留在后面用,首选窄谱抗菌药物,且首选杀菌剂。

而对于重症感染的患者来说,"好药"就要先用。临床上,往往会优先使用广谱的、强效的抗菌药物进行治疗。在用药48～72小时之后,在病情得以有效控制、症状得以改善、体温有所下降的时候,再根据微生物学和药敏试验的结果,降级使用相对抗菌谱窄的药物进行治疗,以避免细菌耐药性的发生。

癌痛治疗,从最弱的止痛药开始;肿瘤治疗,用最好的药

对于中晚期癌症患者的镇痛治疗,也不能首先使用镇痛效果最好的药物,而应该按照世界卫生组织的三阶梯指导原则来进行给药。首先该做的是评估患者的疼痛等级,根据疼痛的分级按照轻度疼痛给予非阿片类止痛药,中度疼痛给予弱阿片类加非阿片类止痛药,重度疼痛给予强阿片类止痛药加非阿片类止痛药的原则给药。

此外,还应该遵循按时给药的原则,如果当疼痛来临时才想到给药(按需给药),往往会达不到事半功倍的镇痛效果。事实上,强阿片类药物的镇痛效果优于非阿片类与弱阿片类止痛药,但是由于该类药物存在着耐受性与成瘾性问题,所以轻度疼痛患者一上来就使用强阿片类药物,显然是不合理的。

而对于肿瘤本身的治疗来说,好药要先用。毕竟这些药物可以让患者的生存期延长,生活质量提高,例如二代的退行性淋巴瘤激酶(ALK)抑制剂阿来替尼,直接用于非小细胞肺癌的治疗,撇开经济因素,其效果会大大优于传统的肺癌一线化疗药物。

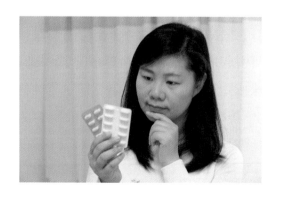

用药超时，反而会加重病情

用药治疗超过时程，不但不利于改善病情，还有可能导致病情加重。美国权威的《预防》杂志，总结了几种用药超时可能加重病情的情况。事实上，存在以下几种情形的患者在用药治疗时，尤其应当注意避免用药超时。

滴鼻剂连续使用不宜超过 5 天

含缩血管成分的滴鼻液会使人们在鼻塞时顿感通畅、舒服，因而较为常用。常见的缩血管药物有伪麻黄碱、去氧肾上腺素、盐酸羟甲唑啉等。此类药物可使鼻黏膜血管收缩而缓解鼻塞症状，然而频繁地使用却可导致病情的"反跳"加重，长期使用更会损伤鼻腔黏膜而引起药物性鼻炎，故含此类药物的滴鼻剂连续使用一般以不超过 5 天为宜，如果症状仍不缓解则需尽快就医。

含激素的软膏连续使用不宜超过 4 周

皮肤瘙痒时，人们常常会用含激素成分的软膏来止痒，常用的激素有醋酸氟轻松、糠酸莫米松、氯倍他索、曲安奈德、氢化可的松等。然而此类药膏初用止痒效果很好，久用后止痒效果却越来越差，甚至导致皮肤瘙痒发作更加频繁，长期使用还可引起皮肤萎缩、毛细血管扩张、色素沉着、继发感染等不良反应。一般外用含激素的软膏推荐使用 1～2 周，不宜超过 4 周。

非处方（OTC）类的镇痛药一般不宜超过 5 天

疼痛时，人们往往会用到 OTC 类的解热镇痛药来缓解不适，常见的镇痛药有布洛芬、对乙酰氨基酚、阿司匹林等。

此类药物可缓解中等程度的疼痛，如头痛、牙痛、偏头痛、神经痛等，而对于创伤性的剧痛和内脏平滑肌痉挛引起的绞痛则几乎无效。

使用OTC类的镇痛药止痛时,一般不宜超过5天。

另外,此类镇痛药有剂量的"天花板效应",即当药物达到一定剂量后,其镇痛效果不会随着剂量的增加而增强,但长期使用并不会产生耐药性与成瘾性。事实上,此类药物适宜在体温高于38.5℃时才使用,且不主张联合用药,连续使用不宜超过3天。若症状无改善则应及时就医,以免延误病情。

含缩血管成分的滴眼液连续使用不宜超过1周

对于用眼过度引起的结膜充血,眼睛发干,可用含有缩血管成分的滴眼液来缓解眼部不适,如含萘甲唑林、羟甲唑啉的滴眼液。然而此类滴眼液久用可能会影响局部的血液循环,反跳性地加重眼结膜的充血症状。一般连续使用3～7天,若症状未有改善,应及时就医。眼干不适还可采用人工泪液来缓解,但若伴有炎症反应或泪膜破坏的干眼症状,则需要就医治疗。

抗过敏药物连续使用不宜超过1个月

过敏时,人们往往会选用抗过敏药物来改善症状,常用的抗过敏药物有氯雷他定、氯苯那敏、西替利嗪等。此类药物一般连续使用不宜超过1个月,否则可能会导致耐药。在应用一种抗过敏药物治疗且症状未明显改善时,方可换用其他作用机制不同的抗过敏药物。

用药晚一步,药效靠不住

用药的时机非常重要,但往往会被忽视。事实上,为了预防某些可能出现的疾病和症状,或达到某些预期的临床效果,有些药物需要提前服用,有备无患。如用药迟误,药效往往不能充分地发挥,控制及治愈疾病就无从谈起。

晕车药:短效药提前半小时服,长效贴提前至少 2 小时贴

晕车药对于容易晕车的人而言,可谓救命稻草,但很多人会在出现晕车症状后才服用药物。事实上,这时用药已经晚了。晕车药一般分为短效制剂和长效制剂,只有在出发前给药才能防止出现晕车症状。短效晕车药如茶苯海明一般在出发前 0.5～1 小时服用,可以每间隔 4 小时服用 1 次,1 天最多服用 4～6 次。而长效晕车药如晕车贴,一般需在出发前 2～4 小时贴于耳垂根部的后凹处,药效可以持续 72 小时之久。

胃动力药:饭前 15～30 分钟服用

对于胃动力不足所引起的消化不良,可选用增加胃动力药物如多潘立酮、依托必利、甲氧氯普胺、莫沙必利等来改善症状。有些人认为,胃动力药应在饭后服用,但实际上饭后服用胃动力药物,会导致药物吸收减慢,无法快速达到有效血药浓度而发挥药效,还可能会引发饥饿感,进一步加重病情。

所以,胃动力药物一般需要在饭前 15～30 分钟服用。而单纯的消化不良,可以在饭后服用健胃消食片、复方消化酶胶囊、复方阿嗪米特肠溶片等药物来予以缓解。

偏头痛用药:早期服用疗效佳

偏头痛是一种常见疾病,患病率高达 5％～10％,持续性的疼痛困扰着很多患者,可以通过非特异性药物如非类固醇抗炎药或阿片类药物进行治疗。然而有些患者担心用药可能产生依赖性,会抵触用药或者一直"忍"到忍受不了才考虑用药。实际上,在偏头痛的治疗上,早期服用药物的疗效是最佳的。相关研究表明,当头痛发作时,痛感从脑膜血管传入脑干的过程约需 40 分钟。疼痛一旦传至脑干,药物的止痛效果就会很差。

伟哥:行房前1小时服用

对于勃起功能障碍且无心脏疾病的患者来说,西地那非(昔多芬,伟哥)是较为常用的药物。但行房时,临时服用西地那非并不能立刻发挥药效,该药服用后大约需要1小时才能达到最高血药浓度,此时勃起状况最好。因此,西地那非需提前0.5~1小时用药,以求达到最佳的临床效果。

何时服药,并不简单的是饭前、饭后或就餐时就能一言概之的。很多药物往往需要提前服用才能获得最佳的临床效果。"用药晚一步,药效差一大步"的悲剧很多,不应该被忽视。

输液风险不亚于"小手术"

输液是纠正电解质紊乱和酸碱平衡的重要手段,具有发挥药效迅速、适于急救等特点,在临床上是常用的治疗手段。然而过度输液的现象目前却屡见不鲜。据不完全统计,我国输液消费情况由2010年的80.1亿瓶增长至2014年的107.2亿瓶,年均增长率为7.5%,人均8.25瓶,远远高于国际平均水平,数据惊人。

事实上,输液是直接将药物输入静脉而进入人体血液,短时间内即可分布全身,其所面临的风险远远比口服、肌内注射(简称肌注)等其他给药方式大得多,堪比一次"小手术",且绝非危言耸听。国家卫生计生委曾发布的合理用药十大核心信息中就强调:"用药要遵循能不用就不用,能少用就不多用;能口服不肌注,能肌注不输液的原则。"这一信息的提出,让更多人开始重视静脉输液的潜在风险。

《2011年国家药品不良反应监测报告》中就显示,严重的药品不良反应/事件报告中属于静脉注射案例的占73.4%,几乎接近3/4,而且这一数据还在逐年上升,因而静脉注射给药风险较高。选择合理的药物剂型和给药途径是减少不良反应发生、提高临床合理用药的重要手段。

口服、肌注和静脉输液给药方式的区别

药品给药途径有很多种。目前,口服、肌注和静脉输液是最为常见的,先让我们来看一下3种给药方式的区别吧。

(1)口服用药最为方便,要求制剂简单,患者痛苦较少,是一种最常用的给药方法。此外,口服后一旦有不良反应发生,还可以通过洗胃等措施来阻止药物的进一步吸收。但大部分药物起效较慢,不适用于危重患者。

(2)肌注吸收较好,但除了局部疼痛以外,还可能会导致臀部结块,出现"青蛙腿"等现象。因此,现在肌注用药的方式基本已经退居"二线"了。

(3)静脉输液,由于输入的药物无须任何屏障就可以直接进入人体血液循环,并分布到全身各个器官和组织,因此输液的优点和缺点都非常明显:从优点来说,起效快,静脉给药可经血液循环迅速到达全身,在抢救患者时,可以争取到宝贵的时间;不能经口服的患者(如昏迷、麻醉的患者)适宜静脉给药。缺点方面,静脉给药会造成一定的创伤及并发症;同时由于是侵入性操作,还可能增加患者发生感染的概率;一旦出现不良反应,无法及时清除已经进入血管内的药物。

从以上的分析中不难看出,在口服、肌注、输液3种治疗方式中,口服的不良反应相对较轻,虽然起效慢但最为安全,药物残留清除迅速。而输液的起效虽然较快,但不良反应较多且无法及时清除残留的药物,生活中由于输液反应引起抽搐甚至导致死亡的恶性案例颇为多见。

常输液可能引起的5种风险

事实上,以临床用药安全为首要前提时,当然应选择口服给药。输液的风险高,绝不亚于一次小手术,顾此失彼、贻害重重的事例屡见不鲜,常见的输液可能会引起以下5种风险。

(1)输液可能发生渗漏性损伤,若药物外渗于血管周围组织,轻则引起局部肿胀疼痛,重则引起组织坏死,如某些肿瘤化疗药物、静脉补钾和补铁类制剂。

(2)输液反应中最常见的是热原反应和过敏反应,可能导致高热、寒战、红疹、瘙痒和肿胀等,严重者还可能导致休克(血压急剧下降),甚至死亡。

(3)输液导致的感染可能让病原体如病毒、细菌进入人体引发炎性反应,病原体还可能随血液循环直接扩散到全身引起败血症,威胁生命。

(4)长时间输液可引起局部静脉炎,导致局部组织红、肿、热、痛,甚至伴有机体的畏寒、发热等。

(5)心功能较差的患者,短时间内输入过多液体,心脏的负担骤然加重,有发生急性心力衰竭的可能。

正如手术需权衡利弊后进行一样,正确认识静脉输液的风险至关重要,既不可盲目地输液,也不要完全拒绝输液。其实,是否需要输液,要视患者病情的严重程度及个体差异而定。

输液时要注意3点

安徽省卫健委已经提出,普通感冒、病毒性咽喉炎、麻疹、水痘等53种疾病是无须输液治疗的,但若碰到口服吸收不佳的药物或无法口服、需要禁食、意识不清、吞咽功能障碍或处于麻醉状态的患者时,就需要考虑输液了。那么一旦输液,还应注意哪些问题来减少不良反应的发生,规避"小手术"的风险呢?

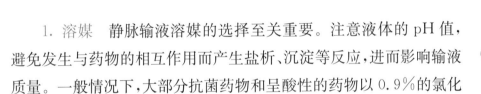

1. 溶媒　静脉输液溶媒的选择至关重要。注意液体的 pH 值，避免发生与药物的相互作用而产生盐析、沉淀等反应，进而影响输液质量。一般情况下，大部分抗菌药物和呈酸性的药物以 0.9％的氯化钠注射液作为溶媒稳定性最好。

2. 输液时点滴速度　输液速度与不良反应的发生也有密切关系，因此一定要因人而异。严重脱水患者如心肺功能良好则可以快速滴注（10 毫升/分钟）；颅脑、心、肺等疾病的患者及老年人输液均应注意慢速滴注（2～4 毫升/分钟以下），治疗时还需要以实际情况随时调节滴速。值得注意的是，需要严密观测滴速的药物有：肠外营养液，血药浓度超过安全范围可引起毒性反应的药物，易刺激血管引起静脉炎的药物，调节水、电解质及酸碱平衡的药物。

3. 特殊人群　注意特殊人群的用药。如左氧氟沙星注射液因为会影响小儿的关节软骨发育，18 岁以下的儿童禁用。老年人肝、肾功能不全，更应该考虑酌减注射药物的剂量，一般以成人量的 1/2～2/3 为宜。

胃、肠、肝、肾……这些器官，最怕滥用药

药物在人体内的吸收、分布、代谢与排泄是多个器官"共同努力"的结果，有时，用药不慎乃至滥用药物会加重器官的负担，甚至造成损害，所以合理用药、安全用药很重要。一般来说，下面这些器官很怕滥用药，用药时一定要多加注意。

胃：最怕止痛药和激素的刺激

临床调查显示，许多药物会直接或间接地损伤胃黏膜，引发炎症和溃疡，下面两类药物比较常见。

第 1 种是非类固醇抗炎药。不少人在出现发热、疼痛时，常会服

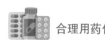
用对乙酰氨基酚、布洛芬等非类固醇抗炎药来止痛,但如果长期大剂量服用,一方面会直接刺激胃肠;另一方面,会使前列环素、前列腺素等具有胃黏膜保护作用的激素分泌减少,从而损伤胃黏膜。资料显示,长期大量服用非类固醇抗炎药的患者中有 10%～25% 的人发生过消化性溃疡,且致溃疡的作用与用药疗程及用药剂量密切相关。一般来说,这类药物用于退热与止痛最多服用 3 天,若症状未缓解就需及时就医。因慢性疼痛而需长期服药的患者,应避免剂量过大,且在饭后服用,以减少药物与胃黏膜的直接接触。必要时,可在医生指导下服用一些抑酸剂或胃黏膜保护剂如法莫替丁、硫糖铝等,同时注意定期复诊。新型的非类固醇抗炎药,如塞来昔布相对来说对胃黏膜的损伤会小一些。

第 2 种是糖皮质激素。从风湿性关节炎到湿疹、哮喘、鼻炎等过敏性疾病,临床上都会用到糖皮质激素类药物,如泼尼松(强的松)、地塞米松、可的松等。这类药物有减少黏液分泌及促进胃酸和胃蛋白酶分泌的作用,从而造成胃黏膜的损伤,长期使用可诱发消化性溃疡或可使既往有溃疡病史的患者病情加重。如高酸性胃炎、胃溃疡等患者使用上述药物后,严重者会出现胃出血和胃穿孔。所以,服用此类药物时,患者的依从性很重要,长期用药的患者务必要坚持复诊检查。

肠,最怕滥用泻药

出现便秘,很多人最先想到的就是吃泻药,其实便秘仅是一种症状,不一定是疾病,滥用泻药反而会损伤肠道。譬如果导片、含大黄及芦荟等成分的接触性泻药,反复使用会扰乱支配肠蠕动的神经,令肠道蠕动的速度减缓,让它"变懒"。并且,这类缓泻药大多含有蒽醌成分,如果长期服用会沉积在肠黏膜,导致黏膜变黑,即所谓的"黑变病"。谨记,口服缓泻药仅是临时措施,一旦便秘缓解就应停用,连续使用不宜超过7天。事实上,决定便秘的程度是大便的稠度而不是次数。建议便秘患者先通过饮水、运动、多食用蔬菜及水果等方式来改善症状,必要时咨询医生后再用药。

此外,肠道作为人体最大的消化器官,很多药物在通过肠道吸收起效的同时,也会对其产生影响。如止咳药物可待因、复方甘草片等可能会抑制肠神经及排便中枢,影响排便反射,让便意减弱,乃至增加肛门括约肌的紧张,引起便秘;地西泮等镇静安眠药也会直接抑制肠道胆碱能神经,减缓肠道蠕动。这种情况下出现的便秘,其实是药物不良反应所致,应及时就医,在医生指导下调整药量即会好转,无须服用缓泻药。特殊人群,如老人、儿童及妊娠期妇女如出现药物所致便秘,最好咨询医生是否能停药或换药。

肝,最怕滥用治关节疼痛的中成药

不少人认为中药性情温和,没有不良反应,事实上,这绝对是一个很大的误区。研究显示,中药在引起药物性肝损伤的案例中占据首位,达到20%以上,是最常见的肝损致病因素。如骨关节炎患者常服用的仙灵骨葆,其中所含的淫羊藿及补骨脂就有导致药源性肝损伤的风险。还有,一些患者听信偏方,会用土三七泡酒来消肿止痛,但它所含的生物碱毒性大,使用不当可能出现不可逆的肝损伤。所以,中药必须经中医师严格辨证,把握好量的概念,擅自轻信民间偏方,乱服中草药是很危险的。

用药过量,也是引起肝损伤的另一大因素。临床发现,复方感冒药、安眠药、平喘药等最容易服用过量。其共性是不少患者按说明书服用后,短期内症状没有改善或及时消除,就会不遵医嘱多次服用,结果导致过量。

另外,对乙酰氨基酚(扑热息痛)等药,在很多不同商品名的感冒药和止痛药中都含有,且大多为非处方药物,稍不注意就会重复用

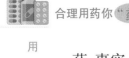

药,事实上,对乙酰氨基酚每天摄入量不宜超过 2 克,极限剂量为 4 克。一般建议,患者不要同时服用多种同类药物,服药前仔细查看药品说明书,如果不确定,最好咨询医生或药师。

肾,最怕滥用抗菌药物、利尿剂

肾脏是人体重要的排泄器官,不仅要负责机体代谢产物的排泄,还要承担药物的排泄工作。如果用药不当,则可能引发肾脏疾病。常见的喹诺酮类抗菌药物如诺氟沙星、环丙沙星、氧氟沙星等,一旦使用剂量过大,可能会引起血尿、间质性肾炎,严重者会导致急性肾衰竭,因此服药应严格控制剂量。一些磺胺类抗菌药物如复方磺胺甲噁唑(新诺明)等,服用后容易产生结晶盐而引起梗阻性肾病,出现血尿、肾绞痛,甚至导致急性肾衰竭,尤其是脱水患者及老年患者更易发生。要注意的是,在服用这类药物时不可以与酸性药物如维生素 C 同服,并应多饮水或服用碳酸氢钠(小苏打)片碱化尿液,以减少对于肾脏的损害。

此外,氢氯噻嗪、呋塞米等具有降压作用的利尿剂,均有潜在的肾毒性。如果擅自增加用量,则有造成肾脏损害的可能。还有,长期服用二甲双胍的糖尿病患者在做增强 CT 检查前 3 天应该停药,以免造成肾损伤。

不当服用哪些药后会引起皮疹

皮疹是一种常见的皮肤病变,表现形式从单纯的颜色改变到表面隆起、水疱等。皮疹的分类包括斑疹、丘疹、玫瑰疹、斑丘疹和荨麻疹等。引起皮疹的原因有很多,其中一种由药物不良反应引起的称为药疹。

药疹是皮疹的一种表现形式,也是最常见的一种药物不良反应。

药疹发生的原因复杂,与药物的药理作用、毒理作用、过敏反应、患者的特异性体质均密切相关。药物引起的皮疹种类多样,一般根据疾病名称命名药疹,如猩红热样皮疹、血管神经性水肿、紫癜等。引起药疹的药物种类很多,常见的有以下几种。

1. 解热镇痛类药物 解热镇痛类药物引起的药疹类型主要为猩红热样或麻疹样红斑、固定性红斑等,停药即消退。一般解热镇痛药如阿司匹林的不良反应是出现荨麻疹和血管神经性水肿等皮肤黏膜过敏反应;塞来昔布胶囊(西乐葆)的不良反应常见瘙痒症、红斑皮疹、斑丘疹、皮肤病变和荨麻疹等。

2. β-内酰胺类抗菌药物 抗菌药物引起的药疹类型最常见的是发疹型和荨麻疹型,其次为多形红斑型。如注射青霉素可引起药疹,迟缓反应表现为瘙痒症、麻疹样红斑、荨麻疹及血管性水肿,严重者甚至可形成剥脱性皮炎,一般停药后症状会逐渐消失,但药疹的出现也可能是更为严重反应的先兆。

3. 磺胺类药物 磺胺类药物常见有复方磺胺甲噁唑片、磺胺嘧啶银等,其不良反应中最常见为皮疹,一般在用药后5~9天发生,多见于儿童。磺胺药之间有交叉过敏现象,若患者对一种磺胺类药物过敏换用其他磺胺类药物也是不安全的。一旦发生过敏反应,应立即停药。

4. 镇静安眠类药物 镇静安眠类药物如苯巴比妥片等偶见皮疹、药热、剥脱性皮炎等过敏反应,以皮疹最为常见。一般停药后1~2周病情好转,体温逐渐下降,皮疹颜色变淡,继以糠状或大片脱屑,病程一般较短。

5. 抗癫痫类药物 抗癫痫药物如卡马西平起始剂量过大、加量过快、多药治疗时出现药疹的概率就会变大,多以重症多形性红斑发生率最高。及时停用致敏药物并使用糖皮质激素,大剂量免疫球蛋白冲击治疗能迅速控制病情,且无明显后遗效应。

6. 中草药　文献中报告单味药引起药疹的草药有葛根、板蓝根、天花粉、丹参、益母草、青蒿、大黄和蓖麻子等;中成药中有六神丸、牛黄解毒片和云南白药等。常见的过敏反应为皮肤瘙痒、荨麻疹、麻疹样或猩红样型皮疹,应立即停用致敏药物,用肾上腺素或抗组胺药对症治疗。

片剂药中没有淀粉,不靠谱

黑龙江警方曾查获一起制售假药案,查获了 35 万盒以淀粉为主要成分制作的假药,包括心脑血管疾病常用的药物如氯吡格雷片、阿托伐他汀钙片、阿司匹林肠溶片等。药物中允许含有淀粉吗? 淀粉起到什么作用呢?

淀粉在片剂中并非治疗性物质

淀粉是由葡萄糖分子聚合而成,在粳米、麦子、玉米等食物中含量丰富。不但可以为老百姓日常生活提供充足的营养,还可以作为芡粉用于烹饪。此外,淀粉作为常用的药用辅料,是片剂成形的重要组成部分。因此,淀粉是药物常用的添加剂、赋形剂,并不是发挥药效的成分,并非治疗性物质。

片剂是一种常用的剂型,其优点为剂量准确、性质稳定、便于携带、服用。片剂主要由药物有效成分与辅料构成。加入辅料(如淀粉)后,可以使药物有效成分的流动性、黏合性、可压性得到很大的改善,便于制备进而用于疾病的治疗。

此外,对于普通片剂而言,在服用后,还要求其在体内及时地发生崩解而使药物成分从片剂中有效释放,利于人体的吸收。常用的药用辅料包括使剂量较小的药物成分或液体药物成分成型的填充剂、将药物粉末黏合起来的黏合剂、使片剂快速崩解的崩解剂、改善药物制片过程中颗粒流动性的润滑剂等。

淀粉是片剂常用的填充剂、黏合剂、崩解剂

淀粉,性质稳定,与大部分药物无配伍禁忌,价格便宜,外观色泽较好,常用于片剂的制备,较为常用的为玉米淀粉。淀粉作为片剂的填充剂,可增加药物的重量与体积,有效吸收挥发油或其他液体成分而使得片剂便于成型及分剂量。预胶化淀粉是改良后的淀粉,即将淀粉颗粒用化学法或机械法部分或全部破裂而得,具有更好的流动性、可压性、润滑性与干黏合性,崩解性也更为优良,可用于药物粉末直接压片。

另外,淀粉浆还可以将某些黏性较小的或不具备黏性的药物粉末黏合起来,而便于制备成为片剂,一般浓度为 $8\% \sim 15\%$,10% 的淀粉浆较为常用。片剂在进入人体后需要及时崩解,使有效成分迅速释放出来,被人体吸收而发挥药效,因此除了控缓释制剂外,一般片剂中都需添加崩解剂。干淀粉就是一种最为经典的崩解剂,吸水性较强并且有一定的膨胀性,适用于水不溶性或微溶性药物的片剂制备。

综上所述,在普通片剂中,淀粉是最为常用的填充剂、黏合剂、崩解剂,是一种重要的药用辅料,即没有生理活性但又有助于制剂的成型和稳定,其他常用的药用辅料还包括糖粉、糊精、乳糖、微晶纤维素、硬脂酸镁、滑石粉等。通俗点说,只含淀粉的片剂肯定是假药,但不含淀粉的片剂药效就不一定靠谱了。

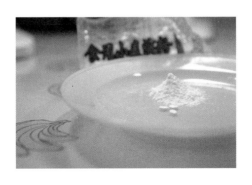

吃药要忌口，这些食物和药物不能同服

相较于静脉、直肠、经皮等给药方式，口服给药对于大众来说是最为简便的方式，也有着较好的依从性。但药物在体内的代谢是一个非常复杂的过程，诸多因素会影响药物的代谢，我们平时吃的食物更是会对药物的代谢产生影响，进而影响药效。那么在服药的同时，究竟什么能吃，什么不能吃呢？

茶不能与铁剂、盐酸小檗碱（黄连素）同服

铁剂、盐酸小檗碱（黄连素）在服用时，不宜饮茶或用茶水送服。茶水中约有 10% 的鞣质成分，在体内被分解成鞣酸会与铁离子形成不溶性的沉淀而影响铁剂的吸收，在影响药效的同时还会刺激胃肠道，引起腹痛或便秘；鞣酸还可沉淀黄连素中的生物碱，从而降低药效。一般认为服用黄连素前后 2 小时不能饮茶。

葡萄柚汁不能与降压药同服

甲磺酸双氢麦角毒碱、舍曲林、降压药物（如氨氯地平、非洛地平、贝尼地平、硝苯地平等）、伊曲康唑等不宜与葡萄柚汁同服。葡萄柚汁对于细胞色素 P450 酶系的 CYP3A4 酶有抑制作用，可抑制此

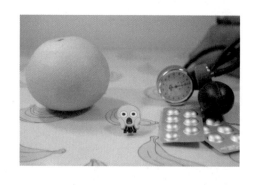

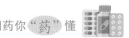

酶介导的药物的代谢过程。同服葡萄柚汁,可以使甲磺酸双氢麦角毒碱的中毒(恶心、呕吐、缺血性血管痉挛等)风险增加;使得舍曲林的血药浓度升高,不良反应风险加大;降低伊曲康唑的口服生物利用度,减弱其抗真菌的作用;使降压药的血药浓度升高,从而引起低血压等严重不良反应。

4 类药不能与牛奶同服

牛奶中含有多种物质能使药物难以被胃肠道吸收,因其容易在药物表面形成一个覆盖膜,牛奶中的钙、镁等矿物质与药物发生化学反应,形成非水溶性物质,影响药物释放及吸收,有些药物甚至会被牛奶中所含的离子破坏,降低药物在血液中的浓度,影响药效,一般需服药后间隔 1～2 小时再喝牛奶。例如,阿仑膦酸钠、止泻药、枸橼酸铋钾、四环素等就不宜与牛奶同服。含高钙的牛奶可以使双膦酸盐的吸收下降;牛奶不仅会降低止泻药的药效,其含有的乳糖成分还有可能加重腹泻症状;牛奶中的蛋白易与枸橼酸铋钾的铋离子形成络合物而降低其药效;牛奶中的钙还可与四环素结合,从而影响四环素的吸收。

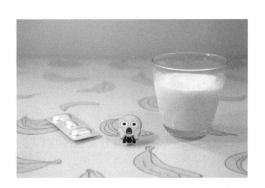

苦瓜不宜与降糖药同服

降血糖药物那格列奈、吡格列酮不宜与苦瓜同服。苦瓜有一定的降血糖作用,在与这些降糖药物合用时,会增加低血糖发生的风险。

长期吃这些药，记得补充营养素

"三高"人群、慢性疼痛者等慢性病患者群，以及一些严重感染患者，需要长期、大剂量的药物治疗，然而长期用药后，可能会抑制某些营养元素在消化道的吸收，或加速其在体内的代谢，从而造成人体缺乏相应的营养元素。当机体缺乏营养元素时，药物的药效可能会受到影响，进而对机体不利。所以，在长期用药时需注意补充相应的营养元素。

长期吃降压药，补充锌、钾

高血压患者需长期服用降压药进行治疗，常见药物中的依那普利、卡托普利等血管紧张素转化酶抑制剂，在长期用药的过程中有可能会导致锌元素的缺乏，造成伤口愈合缓慢、引发男性前列腺疾病、导致脱发等症状等。一般在医院检测发现锌元素缺乏时，可通过食用含锌量较高的食物如海产品或动物内脏来增加摄取；如缺锌较严重则可采用药物补锌，如葡萄糖酸锌、蛋白锌等。

此外，长期服用一些利尿剂如呋塞米、氢氯噻嗪等会加速钾离子的流失而引起低血钾的出现。当患者血钾出现降低时，可通过多食用含钾丰富的水果或食物，如香蕉、菠萝、柚子、芝麻、香菇、黑木耳、海带等进行补钾，严重者可以通过服用氯化钾、门冬氨酸钾镁等药物来补钾。

长期吃他汀类降脂药，补充维生素 D

高血脂的患者往往会长期服用他汀类药物来控制血脂水平，而他汀类药物在抑制胆固醇合成的同时可能会导致需要适量胆固醇参与合成的脂溶性维生素 D 含量出现下降。维生素 D 缺乏，可能会引起骨骼肌肉系统疾病、心血管系统疾病、神经系统疾病、精神疾病等。长期服用他汀类药物导致维生素 D 缺乏时,可以通过多作户外运动、多晒太阳、膳食摄入和维生素 D 补充剂来纠正。成人日推荐摄入量为 320 IU。

长期吃解热镇痛药,补充铁、维生素 K

长期使用布洛芬、阿司匹林等解热镇痛药可能会造成胃黏膜的损伤,导致胃溃疡或胃出血而引起铁元素的大量流失,从而增加患者罹患贫血的风险。在发现缺铁时,可以通过膳食摄入含铁量较高的食物如肉类、动物肝脏等,并同时补充维生素 C 来促进铁的吸收。此外,也可以在医生的指导下使用补铁剂进行治疗,如琥珀酸亚铁、乳酸亚铁等。成年男女铁元素每日推荐摄入量为 15～20 毫克。

阿司匹林可以抑制血小板聚集,长期使用可以预防并降低脑卒中(中风)、心肌梗死等疾病的发生风险。长期服用阿司匹林可使凝血因子 II 减少,凝血时间延长。因此,凝血功能障碍者,如严重肝损害、低凝血酶原血症、维生素 K 缺乏者,应避免使用。长期服用阿司匹林,医院检测发现维生素 K 缺乏,可以适宜补充一些富含维生素 K 的食物,如西兰花、煮熟的菠菜或香菜、西芹、青椒、生菜、蛋黄、猪肝、绿茶和苹果等,严重者可在医生的指导下选用维生素 K 类制剂进行相关治疗。

长期服用降糖药,补充维 C

糖尿病患者的高血糖状态与低胰岛素水平,可能会致体内的维生素 C 的摄取、吸收与转运发生障碍,而维生素 C 是促进胰岛素的分泌及提高组织对胰岛素敏感性的重要元素。糖尿病患者长期服用降血糖药物时,可通过服用维生素 C 片或食用富含维生素 C 的蔬菜与水果,如西红柿、菠菜、猕猴桃、柚子、橘子等,来补充适量的维生素 C。成人维生素 C 的每日推荐摄入量为 100 毫克。

长期服用抗菌药物,补充 B 族维生素和 K 族维生素

当需要长期、大剂量口服抗菌药物,如青霉素、四环素、氯霉素等进行抗感染治疗时,可能会致肠道菌群失调乃至紊乱,使体内产 B 族维生素和 K 族维生素的微生物受到抑制,而引起口干、口腔溃疡、咽痛和皮炎等不良反应。

例如,连续服用四环素、头孢菌素等药物 2 周以上时,有可能会抑制维生素 K 的合成,导致凝血酶原降低而发生出血症状。又如每日服用四环素 1 克,连续 3～4 天可引起血中的维生素 C 含量明显降低。再如口服磺胺类抗菌药物 1 周以上,可致维生素 B_1 与维生素 K 的缺乏,合用增效剂甲氧苄啶(TMP)时,还可影响叶酸的代谢。所以在口服抗菌药物时,应适当补充维生素,尤其是 B 族维生素和 K 族维生素。

长期服用糖皮质激素,补充维生素 D

长期、大剂量服用糖皮质激素,如泼尼松(强的松)、氢化可的松、地塞米松等,会加快维生素 D 在肝脏的代谢,引起维生素 D 的缺乏。同时,还可能会导致维生素 C 的缺乏,从而出现骨质疏松和类似坏血病的症状,故长期服用此类药物时,应注意适量补充维生素 D 与维生素 C。

长期吃口服避孕药,补充维生素 C 和 B 族维生素

长期吃口服避孕药,如复方炔诺孕酮、氯地孕酮等,会增加机体对于维生素的需求,若不及时补充,可能会引起相关的维生素 B_6、维生素 B_2、维生素 C 等缺乏。缺乏维生素 B_6 时,会出现兴奋、不安、周围神经炎等症状;维生素 B_2 缺乏会引起口角炎、脂溢性皮炎等;维生素 C 缺乏会出现类似坏血病的症状。故在长期服用口服避孕药时,应适当摄入富含这些维生素的食物或通过补充适量的药物来防范。药物服用时应以冷开水送服,因为 B 族维生素和维生素 C 的理化性

质不稳定,水温过高会导致其理化性质的改变。

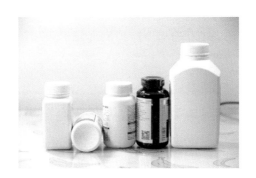

中成药里的"混血儿",你知道多少

近年来,中成药日益受到人们的青睐和商家的追捧。市场上的中成药品种琳琅满目,令人眼花缭乱,仅从药品的成分来说,就有"血统纯正"地使用纯中药材饮片为原料的中成药和含有西药成分的"混血儿",让人不知如何选择。

中成药的不良反应,"名列前茅"

有些不负责任的商家更是通过一些营销手段,将消费者引入误区,认为中成药没有或几乎很少有不良反应。更有患者将中成药当成了保健品,长期、大量地服用,然而事实真的是这样吗?答案是否定的。是药三分毒,中成药也不例外,在国家公布的药品不良反应排行榜上,中成药往往"名列前茅"。单从专业的角度来说,合理、安全使用中成药,更加需要辨证论治。

市售中成药常含西药成分

生活中,我们常见的不少中成药中都有西药成分。维C银翘片、感冒灵胶囊(冲剂)、速感康胶囊等抗感冒类的中成药中,常含有解热镇痛药物对乙酰氨基酚,抗过敏药物马来酸氯苯那敏以及维生素C

等;痰咳净散、舒咳枇杷糖浆、喘息灵胶囊等止咳平喘类的中成药中常含有氯苯那敏,化痰药物溴己新,β受体激动剂克伦特罗等;神曲胃痛片、复方猴头冲剂、复方陈香胃片等消化系统的中成药中,含有抗酸药物、胃黏膜保护药物等。

再如复方酸枣仁胶囊、健脾生血颗粒等补虚类的中成药中,常含有维生素、硫酸亚铁等;珍菊降压片等调节血压类的中成药中,常含有可乐定、利尿剂等;消渴丸、消糖灵胶囊等降糖类的中成药中常含有格列本脲。新癀片中也含有解热镇痛药吲哚美辛等。

科学使用中成药"混血儿"

面对这些含有西药成分的"混血儿",只有科学地使用,才能发挥好它们的治疗作用。首先,无论中成药中是否含有西药成分,都必须按中医学辨证论治选药,即辨清证候,选择合适的治法、组方用药方能产生预期的疗效。若风寒感冒的患者未辨证即选用清热药来治疗,不但不能治愈,甚至会适得其反,加重病情。

其次,用药时要根据说明书中的用法、用量或遵医嘱按时定量服用,切莫随意增量,以免造成严重不良反应的发生,尤其是在使用"混血儿"中成药时。打个比方,过量服用含有对乙酰氨基酚的抗感冒类的中成药便可能引起肝脏损害等。在使用此类中成药时,还需要注意与其他西药联用时的药物相互作用,避免出现配伍禁忌。

另外,补益类的中成药也随着养生的热潮而热销于市场。那何为补益药呢? 即具有补益人体的气、血、阴、阳等功能的统称为补益剂。选用此类药时要讲究哪里不足补哪里,可不能道听途说乱补一通,那不是养生而是对自身的不负责任了。

麻醉药物并不会影响手术患者的智力

手术麻醉中使用的麻醉剂,俗称麻醉药,它是否会影响到自己的记忆力与智力？其实，不仅仅是普通患者，在专业医务人员中，对这个问题也有很多的困惑。那么，药学人员如何看待这个问题呢？

现代麻醉技术的进步是外科手术进步的基石

手术麻醉是出于减轻患者痛苦、消除患者心理恐惧等目的，在手术中给予患者麻醉类药物，令其痛觉反应减轻甚至意识丧失，最终使手术能够顺利开展的一种治疗手段。

而全身麻醉是最常用的手术麻醉方式，可使患者在一定时间内意识和感觉完全消失，从而毫无痛苦。全身麻醉药物的作用是阻断痛觉传导，手术中由麻醉医生添加。在手术过程中，麻醉机可以显示患者的各项生命指标，严密监测心、脑、肾等重要脏器的情况，发现丝毫不妥，麻醉医生都会及时纠正。试想，假如没有麻醉技术，患者根本无法承受外科手术中的疼痛和心理压力，可以说现代麻醉技术的进步是外科手术进步的前提与基石。

全身麻醉不会影响记忆力

手术麻醉中所使用的麻醉药物与药学专业常说的"麻醉药品"并非一个概念。"麻醉药品"指的是包括吗啡在内的一大类具有强效镇痛作用，并有成瘾性的特殊管理药品。而手术麻醉中所涉及的药物主要包肌肉松弛药、镇静类药物、静脉用全身麻醉药、吸入用全身麻醉药及其他一些药物。目前常用的有丙泊酚、依托咪酯、七氟烷等。

全身麻醉药物作用于中枢神经系统，产生相应的麻醉作用。麻醉过程其实就是对中枢神经系统即大脑的抑制过程。但是，由于这些药物在很短时间内就会被分解代谢并排出体外，所以整个麻醉过程是可控制的和暂时性的，不会改变脑细胞的功能结构，即随着药物在体内的代谢和清除，其作用也随之消除，不会产生持续的影响。因此说全身麻醉后记忆力会受到影响、脑子会变笨的顾虑是没有任何科学依据的。

术后记忆力下降可能与多方面因素有关

一些患者觉得手术麻醉后影响了记忆力和智力,可能有以下几个原因:首先,尽管麻醉药物在单独少量使用时不会显著影响认知能力,但是术中麻醉经常是多药合用,产生的相互作用难以预料,目前还存在尚不明确的研究空白。

有文献报道,当麻醉药物超量,或同时用 4 种麻醉药时可能会对身体有所影响,但这种情况出现的可能性不大,而且还更说明就诊应该到正规的大医院为妥。其次,认知能力的降低是一种主观感受的表达,可能受固有、传统观念的影响,令患者产生麻醉后记忆力变差的错觉。另外,在手术过程中,由于失血等原因可能会造成患者大脑的暂时性缺氧,这在某种程度上可能会影响到患者术后的认知能力。

综上所述,麻醉是现代医学的重要组成部分,麻醉师是手术的"幕后英雄",通常情况下,麻醉药物是安全可靠的。

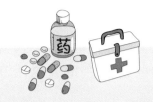

生活与用药篇

"药驾"不是闹着玩的,司机们都该知道

近年来,随着私家车的普及和人们自我保健意识的增强,驾车与服药有时就会不自觉地联系到一起,这给交通安全造成了不小的隐患,也就是所谓的"药驾"。而"药驾"又不同于"酒驾"和"毒驾",交警往往只能给予善意的提醒,在发生严重后果时,或参考"毒驾"进行处罚。其实有的"药驾"所造成的后果比酒驾还要严重,因而对于驾驶员而言,有必要对影响驾驶的药物进行了解,安全用药,避免悲剧的发生。

7 类可能影响安全驾驶的药物

目前,国内对哪些药物会影响驾驶安全并没有明确的规定,不过WHO 列出了 7 类在服用后可能会影响安全驾驶的药物,并提出在服用上述药物后应禁止驾车。这 7 类药物如下所示。

1. 镇静催眠药物　对神经系统有影响的催眠药物的代表为地西泮(安定)、阿普唑仑(佳静安定)、艾司唑仑等,还包括各种抗组胺药物,如酮替芬、氯苯那敏、西替利嗪等。这类药物通常作为镇静催眠药使用,有时也用来治疗焦虑症。一般来说,这类药物会引起困倦、嗜睡的不良反应,严重影响驾驶者的思考、反应和应激行为能力。此外,长期服用这类药物还会产生成瘾性,对安全驾驶有潜在的影响。

事实上,这类药物应在夜间或临睡前服用。必要时,可饮茶对抗其后遗效应,用来避免对日常生活、工作的影响。

2. 有引起恶心、呕吐或变态反应的药物   有引起恶心、呕吐或变态反应的药物范围比较宽泛,引起恶心的药物包括抗肿瘤药物、抗菌药物、非类固醇抗炎药物等,但又不仅仅限于这些。引起变态反应的药物一般是指引起用药者过敏的药物,而过敏的情况每个人会有个体差异,不尽相同,可变性较大。恶心、呕吐或全身过敏都会显著影响驾驶者身体的状况,如失水、荨麻疹、过敏性休克等,会造成用药者的行动障碍,必然构成驾驶过程中的安全隐患。患者在就诊时应详细地将自己的过敏史告知医生。

3. 止痛类药物   止痛类药物主要是指吗啡及其衍生物,为麻醉药品。如可待因、芬太尼、右美沙芬等。这类药物临床上多用于镇痛,同时具有镇静等中枢抑制作用。用药者会产生疲倦感,甚至可能有发生视觉障碍、呼吸抑制、幻觉、精神松懈、平衡失调等现象。长期使用这类药物的患者当然应该避免驾驶汽车。

4. 兴奋剂   兴奋剂是指能刺激用药者功能,进而提升各项功能的药物。常见的有咖啡因、肾上腺素等。这类药物会令用药者精神亢奋、心跳加快、呼吸急促,情绪易激动、易怒等。其实这都不利于驾驶者保持平和的心情,会对驾驶安全造成极大的负面影响。

5. 治疗癫痫的药物   治疗癫痫的药物最具代表性的是苯妥英钠、苯巴比妥钠。这类药物同样依靠抑制中枢来发挥药理作用,不良反应表现为镇静、认知或记忆缺损、微妙的情感变化等。同样的,服药后会对驾驶者的思维、反应、行动等造成一定影响。事实上,不管开不开车,这类药物本身就应该从小剂量开始使用,逐步地调整到适宜的剂量为妥。

6. 降压药物 高血压人群较大,抗高血压药物被广泛使用。如果突然用药或停药、用药剂量不适宜等都会令用药者的血压出现波动,进而导致头痛、眩晕、视力障碍和反应迟钝等症状。其实对于血压控制稳定的高血压患者而言,只要能遵照医嘱合理用药、不频繁更换药物、常规性地服用药物后开车还是相对安全的,但初始的高血压患者或血压控制不稳定的患者就另当别论了。

7. 降糖药物 与降压药物类似,降糖药物的使用也越来越普遍,同样存在"药驾"的可能。某些降糖药物会造成血糖快速下降,甚至出现低血糖的情况,比如胰岛素、磺酰脲类降糖药物,这两类药物较容易引起血糖过低,甚至会出现休克等严重的意外事件,用后不可以驾车。

预防"药驾"四步走

除了以上这几类药物,还有一些药物会对驾驶安全产生不良影响。比如,含有乙醇的口服液体制剂,常见的有复方甘草合剂、藿香正气水、感冒止咳糖浆等。这些药物本身就含有乙醇,喝了后至少应间隔半小时左右才能开车,否则会造成"酒驾"。另外,用于眼部检查的滴眼剂具有扩瞳作用,使用后短时间内会出现视力模糊的情况,也不适宜驾驶。

"药驾"可不是闹着玩的,即使是"老司机","药驾"的后果轻则经济受损,重则人身伤害,因而作为司机,要做到以下几点。

(1)服药前要详细阅读药品说明书,尤其注意"禁忌证""不良反应"及"用药注意事项",做到心中有数再开车。如开车前,就不能服用含有抗组胺成分的药物,明确说明"用药期间避免高空作业或驾驶车辆"的抗过敏药物更是不能吃。

（2）非处方药（OTC 药物）相对安全，但并非没有不良反应，服用后能否开车应咨询药师或医生。

（3）合并使用多种药物时更应慎之又慎，因为药物之间可能有相互影响，例如复方甲氧那明（阿斯美）与红霉素一起口服，会使复方甲氧那明中的氨茶碱的血药浓度增加，出现茶碱类中毒症状，如恶心、呕吐、震颤、不安、抽搐、心悸等，再去开车是非常危险的。

（4）初始的慢性病患者或临床指标控制不稳定的患者，正处于药物剂量调整阶段，服药后不宜驾车。

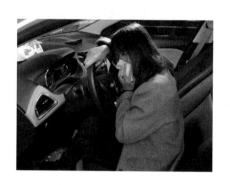

服药须禁酒

我国是一个饮酒大国，酒文化源远流长。生意场上宴请宾客，闲暇时朋友聚餐，总免不了觥筹交错，举杯畅饮。殊不知，如果在服用一些药物期间饮酒，很可能会加重药物的不良反应，严重者甚至会危及生命，诱发"双硫仑样反应"。

面红、出汗、头痛、恶心等不良反应典型症状

双硫仑原本是一种戒酒用的药物，服用后即使饮用很少量的酒，身体也会产生剧烈的不适感，从而达到戒酒的目的。双硫仑会抑制肝脏中的乙醛脱氢酶，使乙醇在体内氧化为乙醛后，无法正常代谢为

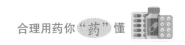
乙酸而发生蓄积,刺激交感神经产生一系列的理化反应,比如,面部潮红、眼结膜充血、视觉模糊、头颈部血管剧烈搏动或搏动性头痛、头晕、恶心、呕吐、出汗、口干等;严重者会出现胸痛、心肌梗死、急性心力衰竭、呼吸困难、急性肝损伤、惊厥甚至死亡,即所谓"双硫仑样反应"。

不良反应一般在饮酒后 15～30 分钟发生

其实,除了双硫仑本身外,可引起"双硫仑样反应"的药物还有很多,如常用的头孢菌素类抗菌药物(如头孢哌酮、头孢曲松等)、甲硝唑、奥硝唑,还有磺脲类降糖药[格列齐特(达美康)]、华法林、肝素、低分子肝素、胰岛素等。这些药物涉及多种疾病的治疗,其严重程度与用药剂量和饮酒量成正比,老年人、儿童、慢性病患者及对乙醇敏感者尤甚,不良反应一般在用药和饮酒后的 15～30 分钟就会发生。

安全饮酒时间:停药后 1 周

体内的乙醛脱氢酶一旦被抑制,恢复时间需要 4～5 天。根据相关的研究分析,饮酒 7 天后用药的病例中没有发生过双硫仑样反应的记录。由于个体差异的存在,每个人酒精消除时间是不同的,但饮酒时间与用药时间的间隔越长,双硫仑样反应的发生率就越低,且用药和饮酒间隔 7 天以上相对比较安全。

从现有临床数据看,双硫仑样反应的强弱程度和酒的种类没有相关性。有病例记载,某女性患者平时酒量较好,但在停用头孢哌酮 4 天后,仅饮用一口低酒精度的葡萄酒,便产生晕厥等双硫仑样反应的症状。因此,服药期间,喝酒一定要让道。

含酒精食物、药物也会引起不良反应

此外,任何含有酒精的食物或药物,都有可能引起双硫仑样反应,酒心巧克力、乳酪、动物肝脏、藿香正气水、棕色合剂等都含有一定量的酒精,甚至用酒精外用擦拭皮肤,也可触发双硫仑样反应。

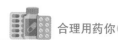
双硫仑样反应与酒精中毒症状有诸多相似,两者主要区别是前者接触的酒精量往往更少,起病更急,症状更明显。一旦确诊,应立即停药、停用酒精制品,症状轻者会自行缓解,症状严重的需要马上对症治疗。

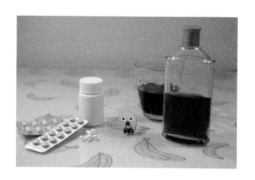

用药有道,吸烟让道

吸烟会影响多种药物的吸收与代谢,改变药效或加重药物的不良反应,从而危害人们的用药安全。研究表明,烟气中含有的生物碱如尼古丁及多环芳烃类化合物,可影响呼吸系统类、心血管系统类、抑酸护胃类等多种药物的作用。

4 类呼吸系统药物最"恨"烟草

1. β_2 肾上腺素受体激动剂　这是治疗哮喘的重要药物,有短效的沙丁胺醇、特布他林及长效的福莫特罗、沙美特罗等。经常吸烟者体内的淋巴细胞 β_2 受体反应能力会有所下降,当使用正常剂量的 β_2 受体激动剂治疗哮喘时就可能会出现药物疗效的降低,但戒烟后可迅速恢复。有研究发现吸烟影响沙丁胺醇的硫酸化速率,加快其在体内的代谢,使支气管舒张反应下降,并且从未吸烟者下降程度明显低于已戒烟者,而已戒烟者又低于未戒烟者。

2. 糖皮质激素(简称激素)　吸烟可在局部范围内提高吸入激素后气道黏膜的渗透性,促进黏液分泌,使激素随之排出,从而导致局部药量减少,疗效降低。吸烟还可促进气道炎性因子的分泌,使患者对激素治疗的敏感性降低。

3. 茶碱类药物　吸烟者血液中茶碱的清除率比非吸烟者高58%～100%,且随着年龄的增长这种作用愈加明显。此外,吸烟还能诱导茶碱代谢酶的活性,加速茶碱的代谢,缩短茶碱类药物的半衰期,使其在体内很快代谢,药效维持时间减少,生物利用度下降,疗效降低。

4. 白三烯受体拮抗剂　该药可减轻哮喘症状,降低哮喘的恶化程度。有研究表明,吸烟者体内白三烯合成增加,口服白三烯受体拮抗剂孟鲁司特后,呼气峰流速明显上升,患者气道阻塞程度降低,而非吸烟者则无明显改善。这表明,吸烟可能会增加白三烯受体拮抗剂的疗效。

吸烟削弱心血管系统药物疗效

1. β受体阻滞剂　如普萘洛尔、美托洛尔在慢性心力衰竭、高血压、冠心病等治疗中有非常重要的地位,而吸烟可通过诱导葡萄糖醛酸结合代谢,加快药物在体内的清除速率,降低药物作用有效时间,削弱β受体阻滞剂对心脏的有益治疗作用。

2. 华法林　吸烟可诱导华法林的代谢酶 CYP3A4 的活性,增加华法林的清除率,降低其在体内的血药浓度。数据显示,与非吸烟者相比,吸烟者服用华法林剂量应增加约 12% 才能达到相似的抗凝作用。

还有哪些药物会受烟草影响

1. 抑酸药物　服用西咪替丁、雷尼替丁、奥美拉唑等抑酸药物时,如不停吸烟,会导致胃部血管收缩,延迟胃的排空时间,减慢药物

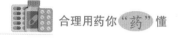

的吸收速度,从而影响药效。

2. 解热镇痛药　吸烟不仅会诱导阿司匹林抵抗的发生,出现心脑血管不良事件,还可导致对乙酰氨基酚(扑热息痛)的代谢加快,疗效降低。

3. 注射用胰岛素　控制血糖研究表明,糖尿病患者吸烟后胰岛素的吸收在开始 30 分钟内平均下降 11.3％,吸烟糖尿病患者比不吸烟者需增加 15％～30％胰岛素量,吸烟累积量与胰岛素抵抗程度呈正相关,会大大降低胰岛素的控制血糖作用。

吃减肥药,要"斤斤计较"

目前,普遍被使用的减肥药一般有 3 类:第 1 类将带有保健功能的保健品作为药品使用,如各类减肥茶或减肥中药;第 2 类服用后可能会降低体重的处方药物,如二甲双胍等;第 3 类才是国家批准的,真正用于降低体质指数(BMI)的药品,如奥利司他。

1. 中药减肥:长期用会伤身　减肥茶或减肥中药,制造工艺和质量标准与药品不同,可靠性存疑,一般都是以通肠、通便的手段,来减少身体对食物中营养成分的吸收。尽管是保健品或食品的标准,但长期服用,仍然可能会对身体造成一定的伤害,比如胃肠道功能紊乱、厌食等。

2. 二甲双胍减肥:处方药,需在医生指导下使用　这类减肥药,其实临床上并不是单纯用来降低体重的,只是由于药物作用机制的多样性,会对人体代谢产生一定的影响而引起体重减轻的可能(注意,仅仅是可能,是否能减重还不好说),比如降血糖药物二甲双胍。事实上,二甲双胍是处方药,需要由医生通过患者的实际情况来判断是否需要用药及剂量,不适合患者自行给药。如在做增强 CT 检查之前 3 天,就应该停服二甲双胍,否则会导致药物蓄积而产生肾脏的损害,这并非每个减肥者都知晓的。

3. 非处方"专职"减肥药 这是真正意义上的减肥药,是由国家相关部门批准专门用来治疗肥胖症的药品,奥利司他就是其中的代表。常规的服用方法是餐时或餐后 1 小时口服 1 粒,如果一餐中没有摄入任何脂肪则可以免服 1 次。

奥利司他有轻度的通便作用,主要是影响体内脂肪代谢来发挥作用,同时也会降低人体对于脂溶性维生素的吸收,导致维生素缺乏,因而服药期间需要额外补充脂溶性维生素 A、维生素 D、维生素 E 等。

尽管是非处方药,奥利司他也不是百分之百安全,作为一种药品,仍需严格按照指针用药。首先,此药不适合 BMI 低于 24 千克/平方米的人群。其次,降低体重需结合特定的饮食方式,食物中的脂肪含量要低,还要结合适当的运动,才能达到比较好的效果。再次,假如用药后短期内疗效不佳,不可随意地增加用药量,大剂量用药会增加药物毒副反应发生的概率。最后,"是药三分毒",奥利司他对肝功能会有一些影响,服药后需警惕如食欲减退、黄疸、尿色改变等情况。

因此,减肥莫寄希望于某一种药品或手段而盲目治疗。事实上,短时间内的体重急剧下降,绝对会影响身体的健康。全面地评估自己的身体情况并结合适宜的运动来减肥,才是健康、有效、可持续的正确方式。

外出旅行,这些药品不可少

近年来,越来越多中国家庭利用寒暑假、节假日出游。然而,旅行的舟车劳顿或水土不服等因素,有时可能会导致身体不适。一旦旅途中患病,人生地不熟,一时间很难找得到对症的药品,就非常被

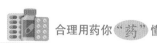

动了。为了旅途的顺畅,在出发前,未雨绸缪地准备相关药品显得十分重要。

晕车药:乘坐交通工具前半小时服用

常用的晕车药有苯海拉明、茶苯海明(晕海宁)、东莨菪碱、晕车贴等。晕车药一般需在旅行者乘坐交通工具前半小时左右服用,以最为常用的茶苯海明为例,每 4 小时服用 1 次,1 日服用 4～6 次。而晕车贴的凝胶层里含有薄荷等天然植物萃取成分,具有醒脑提神之功效,应该在出发前 2～4 小时外贴于耳垂根部的后凹处,药效可持续 72 小时。

抗感冒退热药:发热至 38.5℃以上使用

常用药物有酚麻美敏(泰诺)、布洛芬(芬必得)、对乙酰氨基酚(日夜百服咛)等。谨记:普通感冒一般是自限性疾病,若症状较轻则无须药物治疗,多休息、多喝水、清淡饮食,通常几天后症状会减轻,5～7 天可自行康复。但当感冒症状较重、影响日常工作及生活时则需要服药。对于发热患者而言,一般退热药在发热至 38.5℃以上才可以使用,用药时间间隔为 6 小时左右,且连续使用 3 天未有缓解需及时就医。

抗过敏药:带 2 种以上不同机制的药物

过敏反应在旅途中也较为常见,有过敏史的患者需要尤为小心,应在小药箱中备好抗过敏药物。

目前常用的抗过敏药物有氯雷他定(开瑞坦)、阿司咪唑(息斯敏)、西替利嗪等,最好携带 2 种以上作用机制不同的抗过敏药物,在服用 1 种无效时,还可以换用其他药物。注意抗过敏药物有引起嗜睡的可能,且在出现严重的过敏反应时应及时就医治疗。

外伤用药:消毒、止血用药不可少

外出旅行时,有时可能会因碰撞、跌倒等意外而出现外伤,一些用于外伤治疗的药物也应提前备好。常用的有创可贴、苯扎溴铵、云南白药等。苯扎溴铵可用于伤口的消毒,而云南白药对因跌打、创伤导致的出血有很好的治疗效果。此外,还可以准备一些止痛药。例如,散利痛、塞来昔布(西乐葆)等,以缓解外伤所引起的疼痛。

胃肠道药:防腹泻、促消化、止痉挛等都要准备

人在旅途,由于气候、食物、水土等因素的影响,往往容易引发胃肠道疾病,可预备蒙脱石散(思密达)、小檗碱(黄连素)、口服补液盐、整肠生等防止腹泻;预备多酶片、多潘立酮(吗丁啉)等用于消化不良;准备颠茄片防止胃肠道痉挛疼痛;预备甲氧氯普胺(胃复安)防止恶心、呕吐等。

安眠药:服药时需避免饮酒

旅行时,夜里良好的睡眠质量十分重要。为了预防失眠,可以准备一些安眠药,如氯硝西泮、阿普唑仑、佐匹克隆、唑吡坦等,不过在服用安眠药时需避免饮酒,以免加重其中枢抑制作用,反而产生危险。

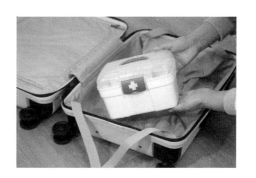

警惕网上买药的安全隐患

如今,互联网购物已经成为人们使用最多的消费方式,而通过互联网购买药品,也正越来越多地被人们接受。江西九江一名女子在网上购买了大量的秋水仙碱服用后出现了中毒,并引发多器官功能衰竭,最终抢救无效死亡。病例上赫然写着患者因痛经而自服秋水

仙碱 200 片的文字。其实,网购药品存在着诸多安全陷阱。

秋水仙碱属于处方药,临床上主要用于急性痛风的治疗,对于一般的疼痛、炎症和慢性痛风则无效,且有着较强的毒性,可引起胃肠道不良反应、骨髓抑制、肝肾损害等不良反应。所以,秋水仙碱并不能用于治疗痛经;在用量上,200 片更是大得离谱,最终导致了悲剧的发生。

用药不懂找"度娘",不靠谱

由此可见,患者自行购买处方药服用存在较大的安全隐患。

(1)所患疾病与所购处方药的适应证可能并不相符,从而延误了疾病的治疗,严重者导致病情的加重。例如,在痛风的急性发作期,服用痛风维持治疗的药物苯溴马隆(痛风利仙),反而会加重病情。

(2)网上自购处方药,缺乏相关的药学专业指导,药物的剂量上或高或低,尤其是治疗窗狭窄的药物,可能会引起药物中毒或药效降低。比如茶碱,过量使用容易发生中毒而导致心律失常甚至呼吸和心脏骤停等严重后果。在这点上还需要提醒谙熟网络搜索技术的网民们,"度娘"确实是好用,但鱼龙混杂,良莠不齐,难辨真伪,徒增风险。

(3)处方药往往都存在一些禁忌证。比如,利巴韦林可致畸胎,孕妇禁用。此外,不同药物之间也会存在相互作用,对于慢性病患者,网上自购处方药服用时,需格外注意药物与药物之间存在的相互作用。例如,服用抗凝药物华法林的患者同服西咪替丁就可能会使华法林血药浓度升高,从而导致出血。

(4)药物与食物之间也可能会存在相互作用。例如,失眠患者在服用安眠药的同时饮酒,可能会使中枢抑制作用加强,引起昏迷甚至死亡。

（5）需要提及的是,控缓释剂型的药物,不能像普通片剂一样掰开、压碎或嚼碎服用,否则可能会引起药物成分"突释",从而使得血药浓度过高而诱发中毒。

处方药的网络销售,我国仍未"松绑"

目前,处方药的网络销售,在我国仍未"松绑"。所以,处方药还是应当到正规医疗机构就诊调配。但互联网上的某些网店为了牟利,在患者无医生处方的情况下,可能仍会向患者出售药品,只有10%左右的网店会要求患者上传医生处方,但即使是这10%的比例仍有"打擦边球"之嫌。而这些网店也会因缺乏相关专业的药师对患者进行用药指导,而致患者出现诸多不合理、不安全用药的情况。

因此,我们须谨记:互联网购买药物虽然方便,但是从安全、合理出发,真的应当慎之又慎!

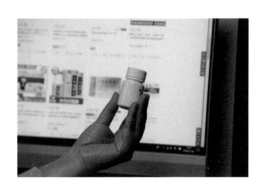

家中过期药物处理,你需要知道这些常识

随着人们越来越关注身体健康,家庭小药箱开始普及,其品种更是五花八门。药箱准备好了,那么药物有没有定期整理和检查呢?药物过期了又该如何处置呢?

刚过期的药物不能使用

对于家庭药箱中的药物,原则上建议1季度(3个月)检查1次,以检查有效期为主。在检查后如果发现一些刚过期的药物,那么这些药物还能使用吗?

坚决不能!因为由于光线、温度、相对湿度等因素影响,随着时间推移,药品的成分会发生改变,理化性质会不稳定。超过有效期的药物存在质量安全的隐患,会出现药效降低和不良反应加大的可能,此点上无论过期多久的药物都是一样的。如果抱着侥幸的心理使用了过期药物,轻者影响疗效,贻误病情,重者可能会对人体带来严重伤害,甚至造成死亡。

如过期的维生素C降解后生成糠醛和二氧化碳,糠醛易于氧化,变成黄棕色,可引发呕吐、腹泻、结石、头痛等情况。胰岛素过期或发生冻结后,结构中的二硫键发生改变,可使注射部位出现瘙痒、疼痛、发热、肿胀和皮下脂肪萎缩。

药物的有些变化是肉眼可见的,有些变化则是肉眼不可见的。服用过期药物就是在以身犯险!别拿自己的生命开玩笑!

过期药物应当做有毒有害垃圾处理吗

当然不能!随意处置过期药物的隐患包括:①可能会造成小孩或其他人员误食,导致悲剧发生;②造成环境污染。药物化学成分复杂,有些物质在自然界可能需要数年或者数十年才能分解,一些有毒或是致畸、致癌的成分,未经处理直接与生活垃圾一起掩埋,会污染土壤,影响饮水,危害人体健康;③不法分子将过期药物重新包装后,销售到边远地区的小药店、小诊所,给那里的人民群众健康和生命造成极大威胁。由此可见,过期药物危害大,随意处理更是不可取。

我国目前还没有相关法律法规规定如何处置过期药物,过期药物的回收机制也还不是很成熟。广大民众可以将过期药物送至附近设有回收点的药店或是医院药房,由这些专业机构帮助统一销毁。如附近没有回收点,对于少量过期药物,可以在破坏包装后,放入密封袋,投入有害垃圾的垃圾桶中。

药师提醒

● 处理过期药物时,一定要将药物上的文字、图片等信息涂抹或销毁掉,这样既保障了个人信息安全,同时也避免被他人捡到并服用。

● 对于一些抗肿瘤药物、抗菌药物、毒、麻、精、放等特殊药物,最好送到医院的回收点处理。

● 切记不能将自己日常使用过的药物(不管是不是过期)随意赠送给亲朋,这样会好心办坏事的。

● 当你不知道怎样处理手边的过期药物时,可向药师等专业人士寻求帮助。

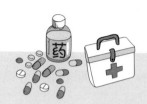

常用药品篇

 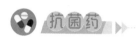

抗菌药，莫忽视拒用、少用的危害

近年来，随着抗菌药物滥用危害认识的普及，人们在头痛脑热等无细菌感染疾病发生后，不再向医生点名挂水了，在家里囤药的现象也逐渐减少。然而，另一种极端却因此出现：拒绝使用、擅自停用抗菌药物。其实，相对于"滥用""拒用""少用"的危害，同样多多。

"拒用""少用"是矫枉过正

目前，大多数老百姓已经知道一些无细菌感染指征的疾病，例如感冒、头痛、发热等不应使用抗菌药物，也明确了大多数抗菌药物需在医生、药师的指导下使用，在家里囤积抗菌药物的现象也在逐步减少。

然而，另一个"极端"情况又出现了：有些人认为，既然抗菌药物是"毒药"，在需要使用抗菌药物的疾病出现时也会拒绝使用，或者减少剂量、缩短疗程而使用之。拒用、少用、疾病还未痊愈就停用，达不到治疗疾病的目的,却可能会导致类似于"二重感染"的情况出现,甚至诱发细菌耐药性。相对于"滥用","拒用""少用"抗菌药物同样危害多多,是一种矫枉过正的做法。

不足量使用而拒用、少用,会制造"二重感染"

拒绝使用抗菌药物,绝对是犯了"因噎废食"的错误。感染由轻变重,疾病迁延,损害机体功能,甚至危及生命。事实上,抗菌药物的不良反应并不可怕,可怕的是过度担忧而延误了使用的最佳时机。只要在合理、安全的情况下使用,抗菌药物必定是抗感染的"利器"。

使用了抗菌药物,感染减轻了,症状缓解了,此时更加不能随意地减药或停药。因为若不足量使用抗菌药物,而盲目地减少抗菌药物的剂量、缩短使用疗程,不仅不利于发挥其杀菌、抑菌的作用,更可能在杀灭部分敏感菌株的同时,导致大量突变菌株发生变异。

此时,炎性症状虽然有所缓解,但随着耐药菌株的大量繁殖,感染又会卷土重来,这时候再用原来的抗菌药物,抗感染的效果会大大降低甚至失效。这种"歪曲的"突变菌株的"筛选"过程,会导致类似于"二重感染"的情况发生,细菌耐药性也随之产生,后果非常严重。

抗菌药物是"双刃剑",滥用会诱发细菌耐药、引起菌群紊乱,拒用和少用同样会导致严重后果,临床实例令人触目惊心。什么疾病需要使用抗菌药物,使用抗菌药物需要注意哪些问题,如何正视抗菌药物的不良反应,如何真正做到安全、合理地使用抗菌药物,这绝不仅仅是医生、药师的事,更应成为社会各界关注的焦点,矫枉过正的事情绝不能做。

> **☒ Tips:使用抗菌药物注意事项**
>
> ● 抗菌药物仅用于细菌性感染及部分手术预防,不用于病毒的感染。
>
> ● 抗菌药物的疗程因感染的程度不同而各异,一般宜用至体温正常、症状消退后的 72～96 小时。
>
> ● 轻度感染宜口服,重度感染才能考虑静脉给药。
>
> ● 拒用很危险。减少剂量或擅自停药同样可能会引起细菌的耐药及感染的反复发作,亦不可取。

很多抗菌药物怕"吃醋"

醋是人们厨房中常见的调味品,除了调味外,还具有开胃促消化、促进钙、铁吸收、活血化淤及杀菌、抑菌等药用功效。然而,由于醋的主要成分为醋酸,可能会影响到怕"吃醋"的抗菌药物,在体内的吸收、排泄及抗菌活性……

醋酸可影响抗菌药物的吸收、排泄及活性

以红霉素为例,其分子中存在着对酸碱均不稳定的内酯键、苷键等,在酸性条件下易水解而失去抗菌活性。而磺胺类药物主要以原型、乙酰化磺胺及少量葡萄糖醛酸结合物的方式经肾脏排泄,由于乙酰化后某些磺胺类药物的溶解度降低,尤其是在酸性尿液中的溶解度会更低,可引起结晶尿、血尿或者阻塞尿路,导致肾脏损伤。故临床上应用磺胺类药物时,必须适当地增加饮水及采取碱化尿液的措施,以防止结晶尿的出现。

此外,氨基糖苷类的药物大多为碱性药物,其抗菌活性在碱性条件下愈强。实验表明,庆大霉素的抗菌活性于 pH 8.5 时比 pH 5.0

时强 100 倍。食用酸性食物可加速氨基糖苷类药物的排泄,从而削弱这种浓度依赖性抗菌药物的抗菌作用。

服用抗菌药物前后 1～2 个小时内,禁食酸性物质

人体的胃肠道或者尿液的酸性提高会影响到所服用的大环内酯类、磺胺类、氨基糖苷类等这些怕"吃醋"的抗菌药物的吸收、排泄及活性。故在服用这些抗菌药物前后 1～2 个小时内,应避免摄入含醋的食物及西红柿、山楂、乌梅等酸性物质,防

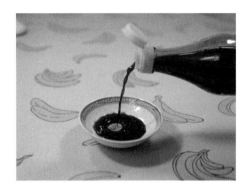

止酸性食物与抗菌药物发生相互作用。同时,忌用酸性果汁或酸性饮料来送服这些怕"吃醋"的药物,还是以温开水送服比较适宜。事实上,酸性物质还可能会对青霉素、头孢菌素、氟喹诺酮类抗菌药物的体内过程产生一定的影响。

 热门解读

头孢类抗菌素,迭代后会更好吗

根据抗菌谱及抗菌活性的不同,临床上常用的头孢菌素目前为四代,总的来说对 β-内酰胺酶一代比一代稳定,肾毒性一代比一代低,前三代对革兰阳性菌的抗菌活性一代不如一代,而对革兰氏阴性菌的抗菌活性则一代比一代强,第四代对革兰阳性菌、革兰阴性菌的抗菌活性都很强,第三、四代头孢菌素可以透入脑脊液。详情请看表 1。

各代头孢菌素特点

	常用品种	主要特点	应用
第一代头孢菌素	头孢拉定、头孢唑啉、头孢氨苄	用于耐青霉素球菌的感染,其抗菌谱与氨苄西林等广谱青霉素相同;作用于革兰阳性细菌感染,对产酶的金黄色葡萄球菌、大肠埃希菌、肺炎杆菌的抗菌活性比广谱青霉素强,但抗溶血性链球菌、肺炎链球菌、肠球菌和流感嗜血杆菌的活性不如青霉素	口服头孢氨苄、头孢羟氨苄、头孢拉定主要用于轻中度呼吸道感染(如气管和支气管急性炎症)、尿路感染、皮肤及软组织感染、骨关节及妇产科感染。注射用头孢唑啉可用于中度感染和敏感菌的严重感染
第二代头孢菌素	头孢孟多、头孢呋辛、头孢克洛、头孢丙烯	对革兰阴性菌、阳性菌等多种细菌有抗菌作用,为广谱抗生素。某些品种如头孢孟多对β-内酰胺酶稳定,但可被头孢菌素酶分解;头孢呋辛对β-内酰胺酶稳定	常用于治疗大肠埃希菌、流感嗜血杆菌、淋病奈瑟球菌、脑膜炎奈瑟菌属等所致的呼吸道、胆道、肠道尿路及软组织、骨关节、妇产科感染
第三代头孢菌素	头孢噻肟、头孢哌酮、头孢曲松、头孢他啶、头孢米诺	对大部分β-内酰胺酶稳定,但可被超广谱β-内酰胺酶分解;对重症耐药甚至严重威胁生命的革兰阴性杆菌、厌氧菌和革兰阳性菌有较强的抗菌作用,对铜绿假单胞菌和其他一些耐药菌有效,也称之为超广谱头孢菌素	对肠杆菌属、铜绿假单胞菌、淋病奈瑟球菌有效,用于败血症、脑膜炎、肺炎、骨髓炎、盆腔炎等严重感染及尿路感染;是大肠埃希菌、克雷白菌肺炎感染的首选药
第四代头孢菌素	头孢吡肟、头孢匹罗	与青霉素结合蛋白有高度亲和力;可通过革兰阴性菌的外膜孔道迅速扩散到细菌周围并维持高浓度;对革兰阳性菌、革兰氏阴性菌均有效。对耐第三代头孢菌素的革兰阴性杆菌仍有效	可用于金黄色葡萄球菌、链球菌、流感嗜血杆菌引起的肺炎、菌血症、败血症及其他重症感染

头孢菌素类抗菌药物,只针对细菌、真菌有效

头孢菌素类抗菌药物抗菌谱广,杀菌能力强,变态反应少,对机体的毒性则相对较低,不但可以破坏细菌细胞壁,使细菌破裂、死亡,在细菌的繁殖期内杀菌,同时对β-内酰胺酶(一种细菌产生的可水解β-内酰胺环结构抗菌药物的酶)有不同程度的稳定性。另外,值得注意的是,包括头孢菌素在内的各类抗菌药物只针对细菌、真菌感染有效,而对病毒引起的感染是没有治疗效果的。

青霉素过敏者慎用头孢菌素

头孢菌素作为青霉素的衍生物,其结构与之有相似部分,即β-内酰胺环。头孢菌素之间及与青霉素之间存在发生交叉过敏反应的可能性,即当患者青霉素过敏时,有可能头孢菌素也会过敏。

有青霉素过敏史者头孢菌素慎用,有青霉素过敏休克史者则禁用头孢菌素。头孢菌素过敏以皮疹较为常见,部分可出现胃肠道症状,严重者可出现过敏性哮喘、喉头水肿,甚至过敏性休克,事实上临床上因头孢菌素过敏而死亡的例子还是存在的。因此,在使用头孢菌素之前,一方面医生应详细询问既往史,另一方面患者也应说明是否有过敏情况的发生,并充分重视皮试的必要性。

注意事项及特殊人群用药

感冒多为病毒引起,用头孢菌素是没有效果的,只有在合并感染时才可考虑应用。预防性使用头孢菌素,其实意义不大。除了感染较重的情况,一般情况应尽量采用口服给药,且与其他药物同服时注意配伍问题,以免降低药效、增加不良反应。

头孢菌素在妊娠药物分级中为 B 级(共分 A、B、C、D、X 级,安全性依次降低),对胎儿危害不大,孕期一般可以安全使用,但仍需慎重。

老年人的肝、肾功能往往不佳,如果合并感染时可以使用头孢

菌素,但要监测肝、肾功能,一般建议使用成人剂量的 1/2～2/3。另外,由于老年人体质的特殊性,很容易发生过敏,在用药时,应严密观察,若有疑似过敏的情况发生,应立刻停药,并及时采取有效缓解措施。

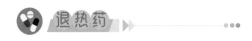

退热药,选对剂型有窍门

退热药作为家庭药箱中的常备药,以非类固醇抗炎药如对乙酰氨基酚、布洛芬、阿司匹林、吲哚美辛等最为常用。退热药的常见剂型为口服固体制剂、口服液体制剂及外用栓剂。只有当体温高于 38.5℃或体温低于 38.5℃但精神状况较差、身体明显感觉不适时,才可选用适当退热药物。

口服固体退热制剂,剂量调整很方便

口服退热固体制剂作为退热药的常用剂型服用最为方便,一般适用于吞咽能力正常的各个年龄段的人群,但孕妇除外。在服用时,应遵医嘱或按说明书推荐剂量服用,不可擅自增加用药剂量或短时间内重复用药,以免产生胃肠道不良反应或累及肝脏。值得一提的是,儿童用药常常需要根据体重进行剂量调整,与液体制剂相比,片剂在剂量的准确调整上存在劣势。

口服液体退热制剂,儿童常用

口服液体退热制剂一般有溶液剂如对乙酰氨基酚口服溶液(泰诺林)和混悬剂如布洛芬混悬剂(美林),多为儿童使用,其剂量易调整。服用混悬剂时,应预先摇匀,以防止药物分布不均,造成剂量不准确。在使用滴剂后,应及时将滴管清洗干净,以防止残留的药物堵

塞滴管或造成下次取药时剂量不准。另外,液体制剂在服用以后,应拧紧瓶盖并放在冰箱中冷藏(2～8℃),一般保存超过半年因药效降低也应及时更换。

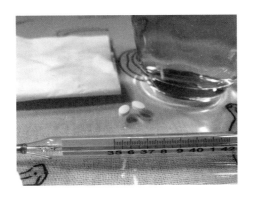

外用退热栓剂,同样也会伤肝

外用退热栓剂有对乙酰氨基酚栓、布洛芬栓、吲哚美辛栓、阿司匹林栓等。选用栓剂时,应注意塞药的深浅,如塞药较深(距肛门口约 6 cm),药物会先到达肝脏而大部分被灭活。而塞入较浅(距肛门约 2 cm)时,则可避免肝脏的首过效应,直达作用部位起效,但之后还是会通过血液循环到达肝脏而被代谢灭活。也就是说,通过栓剂吸收的药物最终也需要由肝脏来代谢,过量使用同样会伤肝,因此"栓剂的不良反应比口服制剂小,不伤肝"的说法并不正确。

栓剂的优点在于,对于服药后易呕吐、吞咽困难、昏迷的患者和哭闹不愿服药的儿童,仍可给药;可降低药物对于胃部的刺激性等。缺点在于,其剂量不易调整;给药不方便;多次用药可刺激肛门;易引起腹泻等。

服用退热药,尽量只选用 1 种

在使用退热药时,应尽量选用 1 种退热药,以降低由于不良反应而产生的风险,用药间隔为 6～8 小时,最短时间间隔不低于 4 小时,24 小时内不超过 4 次。若短时间内重复多次服用退热药或单次大剂量用药,往往会引起大量出汗而导致脱水、虚脱,同时也可能会加大退热药的不良反应。感冒时,服用的复方制剂中大多含有退热药成分,此时若再服用对乙酰氨基酚,可能会由于重复给药而加大不良反应发生概率。值得注意的是,退热药仅可治标,并不能根除引起发热的病因,连续服药 3 天后如仍有发热症状,应及时就医。

 热门解读

含阿司匹林成分的中成药,可以常服用吗

国家食品药品监督管理局曾发布消费警示:谨慎使用包括菊蓝抗流感片、金羚感冒片、速克感冒片(胶囊)等含阿司匹林成分的中成药。有关专家也指出,长期服用含有阿司匹林成分的中成药,有可能会造成凝血方面的问题。

用法、用量正确,可以放心使用

阿司匹林是非类固醇类解热镇痛药物,主要起到增强散热,使体温恢复正常水平的作用,但对正常体温一般无影响。现代研究表明,阿司匹林的一些不良反应,包括上腹不适、恶心、呕吐、凝血障碍、出血时间延长等。尤其是大剂量、长期服用,会增加不良反应的发生,抑制血小板聚集,损伤胃肠道黏膜,导致溃疡、出血或胃穿孔,严重者会危及生命。目前,临床上阿司匹林多用于心血管不良事件的预防。

阿司匹林这个百年经典老药,可以说在医学史上占据重要地位,从解热镇痛、预防心脑血管疾病、预防癌症甚至提高妇女受精卵的着

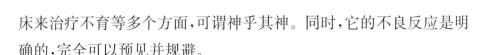

床来治疗不育等多个方面,可谓神乎其神。同时,它的不良反应是明确的,完全可以预见并规避。

这次的消费警示,核心信息是不可以超量用药、重复用药,且提到的大多数是抗感冒的复方中药制剂,其实临床上目前用于感冒退热的首选药物是对乙酰氨基酚和布洛芬,并非阿司匹林,这点至关重要。所以,在正确的用法、用量下合理使用阿司匹林,其安全性是毋庸置疑的,不必谈药色变。

合理使用阿司匹林

1. **饭后温水送服**　阿司匹林的普通片剂应该在饭后用温开水送服,不可空腹服用,以降低不良反应发生的概率。但阿司匹林的肠溶片剂在胃内的溶解微乎其微,对胃黏膜的刺激和损伤几乎可以忽略不计,且其抗血小板的作用也是持续性并不可逆的,所以没有必要固定某一时间服药,一天当中任意时间服用均可。医生首次为患者开具阿司匹林时,应详细询问患者的既往史和家族史,如有胃肠道出血倾向的在用药上一定要权衡利弊,慎之又慎。

2. **看清剂量**　阿司匹林肠溶制剂用于心血管不良事件的预防,常规剂量为每天 75～100 毫克,一般不能超过 150 毫克。服用国外进口的阿司匹林制剂时,一定要看清楚剂量,以免超大剂量用药引发出血危险。300 毫克阿司匹林用于心肌梗死患者的急救时,无论普通片剂还是肠溶制剂均应嚼服,使药物快速释放对抗血栓形成。及时的大剂量服用可以将抢救的成功率提高 20% 左右。

3. **妊娠晚期和哮喘患者禁用**　在妊娠晚期即使是常规剂量的阿司匹林都可能导致胎儿动脉导管闭锁,而临近分娩时使用,更可增加母亲、胎儿在分娩时的出血倾向,因而不主张使用。阿司匹林偶尔会引发"阿司匹林哮喘"。因此,哮喘患者禁用。

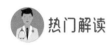 热门解读

"感冒良药"对乙酰氨基酚，为何会伤肝

近年来，美国食品药品监督管理局（FDA）多次警告，过量服用对乙酰氨基酚，会导致肝功能衰竭甚至死亡，高危人群包括在 24 小时内服用超过处方规定剂量的患者，同时服用超过一种含对乙酰氨基酚成分药物的患者，以及在服用含对乙酰氨基酚成分的药物时饮用含酒精饮料的患者。那么作为"良药"的对乙酰氨基酚为何会"伤肝"进而成为"毒药"呢？

我国多种西药及中成药成分中含有对乙酰氨基酚

对乙酰氨基酚（acetaminophen，扑热息痛），乙酰苯胺类解热镇痛药，是目前解热、镇痛、抗感冒的常用药物之一，为 WHO 所推荐的两种包括儿童使用也较为安全的解热镇痛药物之一（另一种为布洛芬），正常剂量下可以放心地用于成人及儿童的退热和感冒治疗，且用于儿童时大多采用混悬剂。

正是因为对乙酰氨基酚疗效确切、口服吸收快、常用剂量安全可靠，全球范围大多数国家将其作为非处方药来管理及使用。在我国，多种西药及中成药成分中均含有对乙酰氨基酚，如临床上常用的散利痛、日夜百服宁、白加黑、泰诺林、感冒灵颗粒等，大约有 100 多个品种，可谓"良药"。然而有时良药也会暗藏"杀机"，如果使用不当，对乙酰氨基酚也有可能成为危害生命健康的"毒药"。

避免同时使用多种含对乙酰氨基酚的药物

正常的用法、用量下对乙酰氨基酚是"良药"，而大剂量、长时间、不合理地使用对乙酰氨基酚就会使其变成"毒药"。因而，对乙酰氨

基酚"量"的概念至关重要。

用药前须仔细阅读药品说明书,看清成分,尽量避免同时使用多种含对乙酰氨基酚的药物。特别是要留意中成药,事实上多种中成药含有对乙酰氨基酚的成分,不可忽视。用药期间需严格按照说明书或医嘱服用。一天服药不得超过 4 次,两次用药间隔需 6～8 小时,不少于 4 小时,同时多喝水以加快药物代谢。此外,不得饮酒或喝含酒精的饮料,以免增加肝损害的风险,肝、肾功能不全的患者更应慎用或咨询医生或药师。

38.5℃为用药界限

退热时严格遵守"38.5℃"的界限。体温在 38.5℃以下时以物理方法退热,如暴露肢体、枕冷水袋、湿毛巾擦拭或外敷降温等。当体温超过 38.5℃时,才可以用药,连续使用对乙酰氨基酚不应超过 3 天,如症状没有缓解应及时就医。

儿童患者应格外注意剂型和剂量,严格根据年龄和体重按说明书用药。未开封的对乙酰氨基酚混悬剂应置室温保存(10～30℃),且放置在儿童不易接触的地方,使用后则应拧紧盖子,放在冰箱中冷藏保存(2～8℃),以保证药效。一旦服药过量,出现异常情况应立即送医处置。医院及时进行催吐洗胃并用乙酰半胱氨酸解毒。及时有效地处理可以很好地防止严重后果的发生。

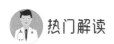 热门解读

布洛芬,是"良药"还是"毒药"

WHO 推荐的最为安全的儿科解热镇痛药物为对乙酰氨基酚和布洛芬。相较于对乙酰氨基酚,布洛芬有其更为突出的优点,当然一旦发生不良反应亦是惊人,"良药"还是"毒药",关键看用药是否合理

与安全。

布洛芬解热连续应用不超过3天,止痛不超过5天

布洛芬是一种常用的解热镇痛消炎药,临床上主要用于关节疼痛、神经痛、痛经及其他疾病所引起的疼痛。它和对乙酰氨基酚、阿司匹林、双氯芬酸成为我国解热镇痛药物市场上的四大支柱产品。

布洛芬在临床应用中是公认安全有效的解热镇痛药物之一。目前,在以布洛芬为主药的制剂中有13个品种被列入了我国非处方药目录范围之内,是制剂品种最多的非处方解热镇痛药物之一,安全性相对较高。

布洛芬虽是"良药",但作为解热镇痛药物服用仍需严格按照剂量和服药周期,不可超量或长期使用,否则有可能变成"毒药"。原则上说,成人用药最大限量一般为每天2.4克(国外建议每天不超过3.6克),且严格控制间隔4~6小时服用1次。体弱多病或老年人,尤其是心脏病患者或其他疾病已经引发肾血流量减少者,在使用布洛芬时更应慎之又慎。

另外,儿童的肝脏发育不完全,用药上更加需要谨慎,每次按体重5~10毫克/千克,1天3次服用布洛芬最为适宜,退热连续应用不得超过3天,用于止痛不得超过5天。总之,只有做到合理安全地使用布洛芬,减少不良反应发生,才能发挥布洛芬的最大疗效,为健康保驾护航。

相对比较安全,对于持久高热疗效较好

目前,退热药物主要有布洛芬、对乙酰氨基酚及阿司匹林3种。WHO现阶段仅推荐布洛芬、对乙酰氨基酚作为安全有效的解热药物在儿科使用。可见在正常合理用药的前提下,它们是可以放心服用的。不过,感冒发热最好的治疗方法是让患儿休息、喝水,采用物理降温的方式。例如,暴露肢体、枕冷水袋、湿毛巾擦拭或外敷降温

等,只有用这些方法均不奏效,且体温超过 38.5℃的情况下,才会建议使用退热药。

此外,高热在临床上属于危重症范畴,同为退热药,在体温高于39.2℃时,布洛芬比同等剂量的对乙酰氨基酚更有效,且退热时间较之更持久。正因为有此特效,布洛芬在大多数情况下可用于持续高热不退的治疗。

与阿司匹林相比较,其退热作用相似但更持久,而胃肠道不良反应却较轻,患者更易耐受,可谓优势明显。

镇痛作用强大,比阿司匹林好 16～32 倍

布洛芬还有优越的镇痛作用,比阿司匹林强 16～32 倍,常用于各种关节炎、牙痛、术后疼痛及癌症的止痛。布洛芬能抑制使"痛感"放大的前列腺素,前列腺素主要与机体疼痛、致热、炎症反应有关,可致局部组织充血、肿胀、发热,将"痛感"信号放大,而布洛芬能抑制体内的环氧化酶,进而抑制前列腺素的合成,以此来止痛。另外,布洛芬还可以抑制白细胞及溶酶体的释放,从而降低局部周围神经对缓激肽等致痛物质的痛觉敏感性,这也有助于止痛。

正是由于布洛芬的巨大的解热镇痛优势,很多患者、临床医生倍加推崇,甚至有盲目滥用之忧。事实上,布洛芬解热镇痛效果良好、不良反应不大且仅限于轻度消化不良、皮疹、转氨酶升高等,并且还极为少见。《中华人民共和国药典》也推荐患者在不能耐受阿司匹林、保泰松等药物的不良反应时,用布洛芬取而代之。另外,作为非处方药物,布洛芬在获取上更为便利。但与其他非类固醇抗炎药相类似,如果是长时间、大剂量不合理使用的话,同样隐患多多。

7 类人群慎用布洛芬

1. 过敏性鼻炎、哮喘、鼻息肉者　过敏性鼻炎、哮喘、鼻息肉的患者,在初次使用布洛芬时应谨慎,因布洛芬有诱发支气管痉挛的

潜在作用,可加重或诱发哮喘,尤其是对于中、轻度哮喘儿童更应禁用。

2. 肾功能不全者　布洛芬只可作为解热镇痛药物短期服用,若长期大量服用布洛芬后可能会发生肾功能损害,所以肾功能不全者应慎用布洛芬。

3. 血友病或其他出血性疾病　布洛芬可使出血时间延长,或加重出血倾向,所以血友病或其他出血性疾病的患者,应慎用布洛芬。

4. 心功能不全、高血压、水肿患者及周身性红斑狼疮患者　服用布洛芬有导致患者发生水、钠潴留和水肿的可能,而红斑狼疮患者在服用布洛芬后发生过敏反应的危险性也非常高,因而需慎用。

5. 体弱多病者及老年人　老年人须谨慎使用布洛芬,主要是因为老年人体质不佳,可能伴有动脉粥样硬化、心功能不全、肝肾功能减退等情况,服用正常剂量的布洛芬,出现药物不良反应的可能性也会加大。

6. 有消化道溃疡病史或有潜在消化性溃疡的患者　虽然布洛芬胃肠道不良反应相对较小,但仍需谨慎,包括产生新的溃疡等,所以有消化道溃疡病史或有潜在危险因素的患者应谨慎使用。

7. 其他　孕妇、哺乳期妇女和其他对非甾体抗炎药过敏者不宜服用布洛芬。

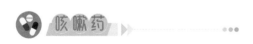

咳嗽药

咳嗽了,选药应对症

咳嗽药物多为复方制剂,不同的复方制剂中可能含有止咳药、祛痰药、抗过敏药、平喘药、中药等成分中的一种或多种。在面对临床上种类繁多的咳嗽药物时,如何做到因病制宜,正确选择并合理使用咳嗽药物呢?

止咳成分或祛痰成分,取决于是否干咳

含有止咳成分的咳嗽药,因其止咳作用阻碍了痰液的咳出有可能会加重感染、阻塞气道,而不适用于有痰咳嗽。该类咳嗽药可分为中枢性与外周性止咳药物两类。中枢性的止咳成分,常见的如可待因、右美沙芬等,适用于剧烈干咳与刺激性咳嗽,尤其适用于伴有胸痛的剧烈干咳。需要注意的是可待因在长期、大量服用时,有成瘾性,从 2015 年 5 月份开始国家已明令作为第 2 类精神药品管理。外周性的止咳成分,常见的如苯佐那酯、那可丁、苯丙哌林等,通过抑制咳嗽反射弧而发挥作用,适用于轻度刺激性干咳与阵咳。

含有祛痰成分的咳嗽药可分为恶心与刺激性祛痰药、黏液溶解剂及黏液调节剂 3 类。恶心与刺激性祛痰药,代表成分为氯化铵、愈创甘油醚,通过刺激胃黏膜而引起恶心,反射性的刺激呼吸道的黏液分泌,从而使痰液易于咳出,适用于痰少且黏滞,不易咳出的情况,一般用量不宜过大。含黏液溶解剂如乙酰半胱氨酸的咳嗽药物适用于痰液黏稠,难以咳出的情形。含黏液调节剂如氨溴索的咳嗽药,则通过促进分泌低黏性的黏液,使痰液变得稀薄,从而易于咳出。

含抗过敏、平喘成分的止咳药,不宜长期服用

而含有抗过敏药物如氯苯那敏(扑尔敏)、氯雷他定(开瑞坦)的咳嗽药,适用于因接触过敏原而引起的咳嗽。由于抗过敏药物有一定的镇静、锥体外系作用及阿托品样反应,可引起嗜睡、口干,甚至诱发癫痫,不宜长期服用。在白天驾车、从事高空作业及精密仪器操作的患者,应慎重服用。

另外,含有平喘成分如麻黄碱的咳嗽药,可松弛支气管平滑肌、适用于伴有轻度气喘的咳嗽。由于麻黄碱可引起焦虑、头痛、心悸、血压升高等不良反应,不宜长期服用,另外为避免服药后失眠,也不

宜晚上服用,所以类似于临睡前"猛喝一口"止咳药水的做法是不正确的。

含中药成分止咳药适用于慢性咳嗽

一些含有中药如川贝、桔梗、甘草等成分的咳嗽药,一般适用于慢性、轻微的咳嗽,不适合用于急性咳嗽与剧烈咳嗽。虽然传统认为中药成分较为温和,安全性较高,但目前看来由于不良反应的未知性,长期服用更应慎重。

值得一提的是,咳嗽时急着服用咳嗽药是不明智的,应及时查找引起咳嗽的病因,对因治疗,从根本上治愈咳嗽。只有当咳嗽较为严重,影响工作与睡眠时,才应根据咳嗽的病情,如咳嗽的轻重程度、有痰无痰、喘与不喘等去选择服用适宜的咳嗽药物。

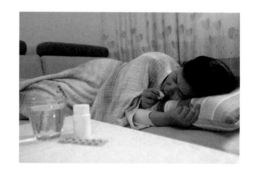

中药止咳药水,应该这样选

咳嗽了,很多人为图方便,便自行选择一种咳嗽药水服用。有的患者上次咳嗽服用了某种中药止咳药水立竿见影,这次服用同一种药水却不见效果,为什么呢? 其实,这是因为没有对因、对病用药。在中医学看来,治疗咳嗽不能单纯地见咳止咳,而应通过辨清体质、病证类型后再正确选择用药,方能事半功倍。

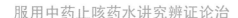
服用中药止咳药水讲究辨证论治

咳嗽是常见的疾病之一,一年四季均可发生。咳嗽对人体而言有利也有弊,事实上作为机体的一种保护性呼吸反射活动,咳嗽可有效地促进痰液的排出,因此对于一些偶发的、轻微的、短时间内会自行缓解的咳嗽,并不需要服药,注意休息,多喝水即可缓解。而当过度剧烈的咳嗽引起呼吸道出血,甚至影响工作与休息时,就应该通过服用药物。例如,用咳嗽药水来缓解症状。但应当注意的是,咳嗽是一种非特异性症状,即许多疾病都可表现出咳嗽症状,而咳嗽药水只是一种对症治疗药物,治标不治本,所以必要时应及时就医,以免延误病情。

咳嗽了,很多患者为图方便,便自行选择一种咳嗽药水服用:一种没有效果,换另一种,中药不行换西药,一圈下来,咳嗽非但没有缓解反而越来越严重。也有患者上次咳嗽服用了某种中药止咳药水,立竿见影,这次服用同一种咳嗽药水却不见效果。其实,这是因为没有做到因病制宜,正确选择的结果。就中成药来说,讲究的是辨证论治,辨证是前提,证还未辨,盲目随意地选择药品,当然不行,病情雪上加霜也是必然的。

寒、热、燥、湿、阴伤、气虚,中医学辨证治咳嗽

中医学辨证讲究寒热虚实、阴阳表里。正如金代医学大家刘完素所撰《素问病机气宜保命集》上所言:"咳谓无痰而有声,肺气伤而不清也;嗽是无声而有痰,脾湿动而为痰也。咳嗽谓有痰而有声,盖因伤于肺气动于脾湿,咳而为嗽也。"也就是说,咳嗽是由于外感六淫之邪或脏腑内伤,累及于肺而导致的。

风寒咳嗽:外感风寒,卫表被束

微恶风寒、发热无汗、头身疼痛、舌苔薄白;肺失宣降,咳嗽、痰清晰色白、鼻塞流清涕、甚者胸闷气喘等症状。选用温化寒痰止咳药,

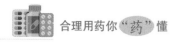

如小青龙合剂、通宣理肺口服液等。

风热咳嗽:外感风热或外感风寒化热引起,卫阳被遏制

咽喉肿痛、发热,微恶风寒、口微渴、苔薄黄;肺失宣降、频咳、气粗、咳痰稠黄或黏稠不爽,鼻流黄浊涕等症状。选用清热化痰止咳药,如急支糖浆、百咳静糖浆、蛇胆川贝露(液)、川贝枇杷糖浆、牛黄蛇胆川贝液、祛痰灵口服液和鲜竹沥口服液等。

风燥咳嗽:燥邪侵袭肺卫,肺的津液受伤

干咳无痰或少痰、痰黏难咯,甚者胸痛,痰中带血,口、唇、鼻、咽干燥,小便短少,大便干结,苔薄、干燥少津等症状。选用润燥化痰止咳药,如枇杷叶膏、贝沥止咳口服液等。

痰湿咳嗽:痰浊阻滞,以致肺气上逆

咳嗽痰多、色白而黏或稠厚成块、易于咯出,舌淡苔白腻,进甘甜油腻食物可加重,有气喘痰鸣、胸闷、便溏等症状。选用燥湿化痰止咳药,如橘红痰咳液、杏仁止咳糖浆等。

久咳阴伤:肺阴亏耗

久咳干咳、咳声短促,无痰或痰少而黏,不宜咯出,甚或痰中夹有血丝,胸痛,声音嘶哑,口干咽燥;虚热内扰,午后颧红潮热、盗汗、神疲等,舌红少苔或无苔。选用滋肺阴、除顽痰、生津液、降逆气的药,如蜜炼川贝枇杷膏、橘红梨膏和养阴清肺膏等。

肺气虚而咳:肺气不足,宣降无力

咳喘无力、气短,痰吐稀薄,自汗,神疲懒言,面色淡白,舌淡苔白。选用益气固表、健脾补肾的药,如参贝北瓜膏、固本咳喘片等。

📋 Tips：中药止咳药水合理使用注意事项

• 服药时应遵循药品说明书的用法、用量或遵医嘱按时服用，不可自行随意按需服用，因为可能会造成疗效降低或不良反应增加。

• 密切关注说明书中的适应证和注意事项。对于有基础疾病、肝肾功能不良、孕妇等特殊患者，最好是在医生指导下用药，若自行选药时更应仔细阅读药品说明书，比如含有麻黄的止咳药水（小青龙合剂、急支糖浆、百咳静糖浆等），高血压、心脏病患者慎用，因麻黄中含有的麻黄碱为易致毒品，其为拟肾上腺素药，能兴奋交感神经，对心血管系统、机体代谢、平滑肌收缩均会产生一系列的作用。

• 部分止咳药水中含有罂粟壳（如强力枇杷露），有成瘾性，停药后会出现烦躁不安、恶心和呕吐等心理和生理症状，不可久服。

• 糖尿病患者不宜使用糖浆剂和含糖颗粒剂、丸剂等。

• 3 岁以下的婴幼儿，其呼吸系统尚未发育成熟，咳嗽反射较差，切忌随意使用止咳药物，应及时去儿科就诊。

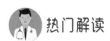 热门解读

红遍美国的川贝枇杷膏，并不能防治流感

2017 年至 2018 年的冬末初春，流感肆虐美国。在这场疫情中，在我国再普通不过的某牌"蜜炼川贝枇杷膏"，却在美国被意外"捧红"了：很多美国人都在用它预防或治疗流感。事实上，与其说美国人在用川贝枇杷膏防流感，不如说是在用它克服对于流感的恐慌。

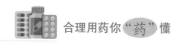

"川贝枇杷膏"不能防治感冒

某牌蜜炼川贝枇杷膏的成分有川贝母、枇杷叶、南沙参、茯苓、化橘红、桔梗、法半夏、五味子、瓜蒌子、款冬花、远志、苦杏仁、生姜、甘草、杏仁水、薄荷脑。其中川贝母清热化痰、润痰止咳,瓜蒌子清热涤痰润燥,助贝母润肺清热化痰。

中医学认为,痰因湿聚,湿自脾来,痰又易阻滞气机,因此,茯苓与化橘红是祛痰常用的配伍药对。南沙参养阴清肺,可缓解声音嘶哑。桔梗化痰利咽,宣开肺气,引药入肺经,为舟楫之品。薄荷脑祛风利咽。与其余止咳化痰平喘药物一起,共奏润肺化痰、止咳平喘、生津补气,调心降火之功。可用于伤风咳嗽、痰稠、痰多气喘、咽喉干痒及声音嘶哑等症。

总而言之,川贝枇杷膏的功效在于止咳化痰,可以用于治疗和缓解由于感冒所引起的咳嗽,但不能治疗流感,甚至不能治疗普通感冒,更加不能预防感冒。

"川贝枇杷膏"只对感冒的部分症状有效

早在 2002 年的《中药新药临床研究指导原则》中,我国就将感冒分为邪犯肺卫证、肺热壅盛证、邪毒内陷证和外邪夹湿证 4 型。

而卫生部《甲型 H1N1 流感诊疗方案(2010 年版)》的中医部分也将流感分为轻症、重症、危重症、恢复期 4 种。其中轻症分为风热犯卫、热毒袭肺两型;重症分为热毒雍肺、毒热闭肺两型。简单地来说,就是外感风、热、湿邪,由表入里,步步加重。而中医学将流感样病例归入"温病""时行感冒""呼吸道热病"的范畴,但尚无统一论述。

中医学理论洋洋洒洒一大段,不要说美国人,就是国人也是看得云里雾里。某牌"蜜炼川贝枇杷膏"属于甲型非处方药物(OTC 药物),即患者可以不凭借医生处方直接到药店购买,换言之其安全性还是比较好的。那患者如何判断是否对症用药了呢? 当然应该看症状,如出现感冒咳嗽,无痰或是有痰,痰黏咯,痰不爽,咽干,声音嘶哑,就可以选用。

🧰 服用前五大注意事项

（1）糖尿病患者禁用。因为其成分中含有蜂蜜、麦芽糖、糖浆成分,可能引起血糖升高而加重病情。

（2）风寒感冒者禁用,即痰、鼻涕等清稀者禁用。

（3）因为该品中含有川贝,不能与乌头类中药同服,因药性相克。

（4）川贝枇杷膏中的法半夏、苦杏仁有微毒,不可长期、过量服用。

（5）止咳药物服用 1 周后,如症状未见缓解甚至加重,应该马上停服并及时就医。

⊙ 降压药 ▶ • • •

规避降压药使用风险,记住"三不"和"三要"

高血压是一种病程长且较难治愈的疾病,为了控制症状,防止病情不断的发生、发展乃至恶化,患者需要长期甚至终身服用药物来进行干预。然而,是药都有三分不良反应,当人们患有慢性病且需长期用药时,药物的不良反应往往会让患者产生拒、畏心理。那么,面对慢性病的危害与长期服用药物可能产生的不良反应,患者应当如何正确对待呢?

出现过不良反应的药物,并非一定就弃之不用

是药物,不良反应必然存在,但并非每个人服药后均会出现不良

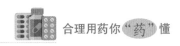

反应,即并非所有的不良反应均会发生,即使发生,往往也都较为轻微。患者不能因为药物可能存在不良反应而不去用药,"因噎废食"不可取,"是药三分毒"的说法也存在偏颇。

以血管紧张素转换酶抑制剂(ACEI)类的降压药物(普利类降压药)为例,因其影响了患者缓激肽的水平,所以有夜间咳嗽发生的可能,且亚洲人缓激肽水平本身就较高,所以出现咳嗽的比例较欧美人多见。事实上,ACEI类降压药是一类非常经典且性价比高的降压药物,瑕不掩瑜,一旦患者不出现夜间咳嗽或咳嗽轻微患者可以自行耐受,该类药物仍属好药,一直还是临床首选。大家应该正视不良反应,并非药物一出现不良反应就要弃之不用。同样的,新药不良反应少,但上市时间短,用药经验亦少,存在不良反应积累的隐患。

定期监测生化指标,揪出药物不良反应的"尾巴"

正确的做法是在医生、药师的指导下,权衡利弊,选用合适的药物、正确的服用时间点,个体化给药才是正道。

高血压需要长期用药,药物可能引起较为严重的不良反应如肝、肾功能损伤,电解质紊乱,肌肉疼痛等,应当在用药前后定期监测相关的生化指标。用药时也需要分清身体不适是由疾病本身引起的,还是由用药的不良反应引起的。如患者的头晕症状,在低血压时也可能会出现,此时患者应当监测血压,以确定是否是由于血压未达到目标值。只有这样才能规避加大用药剂量而引发血压骤降的风险。

Tips:降压药使用,谨记"三不"和"三要"

"三不"

• 不能为了快速达标而加大用药剂量,徒增用药风险。

• 即使在相关的指标达标后,也不能私自停药,以免指标反跳,疾病反复。

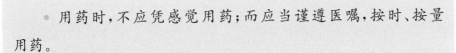

● 用药时,不应凭感觉用药;而应当谨遵医嘱,按时、按量用药。

"三要"

● 对药物的用法、用量及可能出现的不良反应加以了解,这绝不仅仅是医生和药师的事情。

● 定期检测相关的生化指标,以免发生严重的不良反应如肝、肾损伤等;出现相应的不良反应时,应立即停药并就医。

● 长期用药时,应当在检查相关指标后,请医生重新评估用药方案——维持或者调整;而不要参照以往的处方直接找医生开药服用。

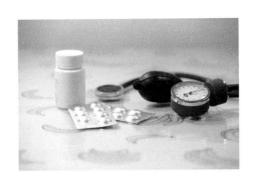

秋冬季,降压药该如何调整用药

人体血压受很多因素的影响,季节、气候便是其中之一,血压的季节性变化是一个普遍存在的现象,一般在秋冬季节偏高,春夏两季则偏低。那么,在天气寒冷、血压容易偏高的秋冬季节,高血压患者在降压药的使用上应该注意哪些事项呢?

高血压,与气候变化密切相关的疾病

引起血压季节性变化的原因有很多,现有研究证实气温变化是血压季节性变化的主要影响因素,但睡眠性高血压未见季节性差别。

在冬季,人体的神经内分泌系统被激活,且由于冷刺激导致的交感神经活性增高是血压上升的内在重要原因。另外,在冬季,由于肾脏的排钠负荷增加,24 小时的尿钠排出量也会明显高于夏季,因此只有血压增高才能保证机体排除过多的钠离子,因而冬季血压会相对较高。总之,高血压是一种与气候变化密切相关的疾病。

在医生指导下加减剂量

每个高血压患者对药物的反应都是不同的,有些患者对降压药很敏感,服药后血压很快就会降下来,但是一停药,血压就会反弹。对于这些患者而言,原本只需要 1 片药物,但停药一段时间后血压重新升高,再吃 1 片药就解决不了问题了,这就是所谓的血压"报复性反弹"。

在夏季,患者的血压一直控制得很稳定,确实是可以适当减少药量的,但不主张完全停药;而在秋冬季,即便患者血压控制得再平稳,都需要恢复药量,血压控制在正常偏低水平的也不例外,以防发生心脑血管意外。

因此,高血压患者服用降压药的剂量变化一定要根据个人的实际情况、个体的差异综合慎重地施行个体化给药,应在医生或药师的指导下进行。

坚持定期监测血压

其实与夏季一样,秋冬季节,人体血压都会有较大的波动。因此,不能放松对血压的监测。除自我监测之外,最好每 3～5 天去医院或诊所测 1 次血压,最长间隔不要超过 1 周。测量血压前至少安静地休息 5 分钟,30 分钟内禁止吸烟、喝咖啡、喝茶,排空膀胱。

如果发现血压昼夜峰谷差值较大或波动不规律,应去医院进行24小时动态血压监测,了解血压的波动规律,并及时就医,按医生的医嘱调整降压药物及药物的服用时间点。

　　值得一提的是短时间内反复测量血压,执着于服药后血压的变化是毫无必要的,人体是一个平衡体,血压不可能始终保持恒定,这样反而会有引发"神经性高血压"的可能。

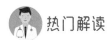

利尿剂,小小一片"威力"大

　　利尿剂是一类作用于肾脏,增加钠、钾等离子及水分排出,产生利尿作用的药物,通俗地来说,就是一类可能导致尿液增加的药物。利尿剂可影响肾小球的滤过、肾小管的重吸收和分泌等功能。事实上,利尿剂通常被作为常规的降压药物来使用。

利尿剂可分为3类

　　临床上,利尿剂常用于治疗心、肾、肝脏等疾病所引起的水肿,亦用于高血压等非水肿性疾病的治疗。根据其在肾脏的作用部位来进行分类,利尿药常规可分为高效、中效和低效3种。

　　1. 高效利尿药(襻利尿剂)　以呋塞米(速尿、呋喃苯胺酸)、依他尼酸(利尿酸)、托拉塞米、布美他尼作为典型代表,主要作用于肾脏髓襻升支粗段髓质部和皮质部,使钠离子、钾离子及水的排泄增多。

　　2. 中效利尿药　主要作用于肾小管髓襻升支皮质部的利尿药,最常用的为氢氯噻嗪(双氢克尿塞)、氯噻酮等。由于它只是降低肾脏对尿液的稀释功能,而对集合管的浓缩尿功能无影响,所以利尿作用会比呋塞米、依他尼酸弱一些。

　　3. 低效利尿药　以螺内酯、氨苯蝶啶、阿米洛利等为典型代表,主要作用于远曲小管和集合管及近曲小管,属于保钾排钠性利尿药,有引起血钾升高的可能,所以高血钾患者禁用。

利尿剂适用多种疾病

高效利尿剂适用于以下疾病。

(1)水肿性疾病。包括充血性心力衰竭、肝硬化、肾脏疾病(肾炎、肾病及各种原因所致的急慢性肾衰竭),尤其是应用其他利尿药物效果不佳时,呋塞米仍可能有效。

(2)高血压。在高血压的阶梯疗法中,高效利尿剂不能作为治疗原发性高血压的首选药,但当噻嗪类药物疗效不佳,尤其当伴有肾功能不全或出现高血压危象时,尤为适用。

(3)预防急性肾衰竭。用于各种原因导致肾脏血流灌注不足。例如,失水、休克、中毒、麻醉意外及循环功能不全等,及时应用可减少急性肾小管坏死的风险。

中效利尿剂适用于以下疾病。

(1)水肿性疾病。常见包括:充血性心力衰竭、肝硬化腹水、肾病综合征、急慢性肾炎水肿、慢性肾衰竭早期、肾上腺皮质激素和雄激素治疗所致的水钠潴留。

(2)原发性高血压。可与其他降压药物联合用药以增强疗效,或单独应用于轻、中度高血压患者。

(3)中枢性或肾性尿崩症。

(4)肾石症。可以预防含钙盐成分形成的结石。

低效利尿剂适用于以下情况。

(1)与其他利尿药合用,治疗心源性水肿、肝硬化腹水、肾性水肿等水肿性疾病。

(2)高血压辅助药物,但不能与血管紧张素转换酶抑制剂合用,以免增加发生高钾血症的可能。

（3）原发性醛固酮增多症的诊断和治疗。

（4）与中效利尿药合用时,增强利尿效应和预防低钾血症。

服利尿剂时,多吃香蕉、柚子等富钾食物

由此可见,利尿剂的作用很大,效果也很好。但使用利尿剂期间务必要注意合理用药,减少不良反应的发生。

首先,选择利尿剂的类型很重要。对于轻、中度水肿者,原则上应限制水及盐的摄入,注意休息,无需使用利尿剂。而对于高度水肿且无其他并发症者则应该利尿。另外,对急性肾小球肾炎并发生心力衰竭者,应严格限制水、钠摄入,快速利尿,首选襻利尿剂。

其次,不同的利尿剂利尿的原理和作用的部位是不同的,不良反应却大同小异,主要为电解质紊乱,如口干、烦渴、恶心、呕吐、嗜睡、肌肉痉挛和极度疲乏无力等。出现症状应当及时减量或停药。

利尿剂都可以导致血压下降,脱水。除了保钾利尿剂外,大部分的利尿剂长期应用会引起低钾血症。用药期间应鼓励患者多吃富含钾离子的食物。例如,黑木耳、香菇、芝麻、海带、柚子、菠萝和香蕉等。患者还应定期观察尿量、监测血钾,提防血钾降低引起的洋地黄药物中毒。

🧰 Tips:用药提醒

● 早晨服用

利尿剂一般建议早晨服用,且宜进食时或餐后服药,以减少药物的胃肠道反应。不要在晚上睡觉前服用,因为睡眠时,血液流动缓慢,血黏度增高,容易诱发心脑血管疾病。

另外,利尿剂可使夜间小便增多,临睡前服用会影响睡眠。也可以采用隔日或间歇给药的方法,这样不仅可以恢复体液平衡,还可以防止血容量的不足,以达到更好的利尿效果。

● 糖尿病,痛风,肝、肾功能不全者慎用

特殊患者的使用要注意:糖尿病患者,高脂血症,肝、肾功能不全和痛风患者应禁用或慎用利尿剂;严重肝病合并腹水患者应禁用(因高血氨和低血钾的症状容易诱发肝性脑病);过敏体质患者(尤其是对磺胺类药物过敏者)禁用氢氯噻嗪(双氢克尿塞)、呋塞米(速尿)等利尿剂;高血压患者,用药首选氢氯噻嗪,或配合螺内酯一起使用,若当噻嗪类药物疗效不佳,尤其当伴有肾功能不全或出现高血压危象时,可以改用呋塞米;噻嗪类利尿剂可使血尿素氮增高,有加重肾功能不全的可能,所以严重肾功能不良者应禁用;利尿剂的妊娠期用药 FDA 分级主要为 B 级或 C 级,属于慎用范畴,孕妇用药时应向医生进行咨询。

● 警惕与其他药物合用时的不良反应

另外还需注意,如需长期用药者应尽早从静脉给药转为口服给药,注意疗程,停药时需逐渐减量,以防止水、钠及氯潴留;高效利尿剂不宜与其他有耳毒性的药品同时使用,如氨基糖苷类、大环内酯类抗菌药物等,以免加大不良反应。

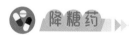 降糖药

"糖友"注意:要盯着血糖变化来用药

如今,人们吃得好,运动得少,使高血糖人群出现的概率大大增加。当血糖值处于临界状态且没有临床症状出现的时候,应先考虑采用非药物治疗的方法;反之则运用药物治疗,注意坚持规范、合理用药;不随意停药;定期门诊复查,如空腹血糖、餐后 2 小时血糖、糖化血红蛋白(最为客观地反映患者 2~3 个月来血糖控制水平的指

标)等。糖尿病不可怕,听之任之却很危险,药物治疗更要关注不良反应,尤其要避免低血糖的出现。

一般情况下,如患者血糖常表现为 8 小时内无能量摄入空腹血糖≥6～7 毫摩尔/升,口服葡萄糖耐量试验 2 小时血糖≥11.1 毫摩尔/升,则可诊断为糖尿病。其治疗方法包括心理治疗、饮食治疗、运动治疗、药物治疗和定期监测,"五驾马车"缺一不可。若经饮食治疗、运动治疗可将血糖控制在目标值范围内,不需要进行药物治疗,否则需加用口服降血糖药物、注射用胰岛素等药物治疗手段对患者的血糖进行有效的控制。

糖尿病四大常用药使用提醒

在非药物治疗无法有效控制血糖时,应加用降血糖药物进行治疗。

降血糖的口服药物有促胰岛素分泌药物(如磺酰脲类药物、瑞格列奈、那格列奈)、双胍类药物(如二甲双胍)、胰岛素增效剂(如吡格列酮)、α-葡萄糖苷酶抑制剂(如阿卡波糖、伏格列波糖)及降血糖作用的中成药。在糖尿病患者口服降糖药无法理想控制血糖时,可加用胰岛素或改用胰岛素。

双胍类药物:长期用药会影响营养素吸收

双胍类药物可减少肝脏葡萄糖的输出并改善外周胰岛素的抵抗,从而发挥降血糖作用。二甲双胍是 2 型糖尿病患者控制血糖的一线药物,也是联合用药的基础药物,存在着剂量依赖性的一过性胃肠道不良反应,长期使用还可能会导致乳酸中毒,干扰维生素 B_{12} 的吸收,应当在餐中或餐后立即服用。

磺酰脲类药物:不进餐不服药

磺酰脲类药物可刺激胰岛 β 细胞分泌胰岛素,适用于 2 型糖尿病患者,一般为餐前用药,应从小剂量开始,逐渐谨慎加大剂量。服

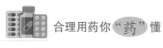

用磺酰脲类药物可能会出现继发性失效,此时可以联用二甲双胍、胰岛素等来解决。格列奈类药物吸收快、起效快、作用时间短,一般餐前即刻服药(服药 15 分钟后即刻进餐),不进餐不服药,适用于 2 型糖尿病患者。

胰岛素增敏剂:心脏疾病患者禁用

胰岛素增敏剂有罗格列酮、吡格列酮等。此类药物仅适用于其他降糖药物无法达到血糖控制目标的 2 型糖尿病患者,尤其适用于胰岛素抵抗的糖尿病患者,单独使用不会引起低血糖,但有引起体重增加、导致水肿、增加骨折与心力衰竭风险的可能,对于有心力衰竭病史、心力衰竭风险较大的患者、心脏病患者、骨质疏松患者应禁用,一般应在餐前半小时服用。

α-葡萄糖苷酶抑制剂:服药后立即进食

α-葡萄糖苷酶抑制剂可抑制碳水化合物在小肠的吸收,降低餐后血糖,适用于以碳水化合物为主要食物、餐后血糖升高的 2 型糖尿病患者,单独使用不会引起低血糖,主要不良反应为胃肠道反应。阿卡波糖应在餐前或吃第 1 口饭时嚼服,从小剂量开始逐渐加量;伏格列波糖则为餐前服用,服药后立即进食。

口服药物控糖不理想,要加用胰岛素

此外,槲皮素、芦丁、葛根素等黄酮类化合物对于糖尿病及其并发症有着很好的防止作用,可作为糖尿病的辅助治疗用药。

在单一用药无法达到理想的血糖控制效果时,口服降糖药可联合使用,强化对于血糖的控制,延缓胰岛细胞功能的衰竭,减少单一用药时加量而引起的不良反应。目前来看,口服降糖药物合并使用胰岛素对于血糖的控制利大于弊,因此在使用口服降糖药对血糖控制不理想时,还可加用胰岛素或改用胰岛素。

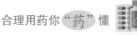

📷 **Tips:使用胰岛素的 4 个提醒**

胰岛素是一种酸性蛋白质,按作用时间分为超短效、短效、中效、长效、超慢效等。在注射时,应注意以下几点。

• 一般胰岛素在餐前 15~30 分钟注射比较适合,但不同情况注射胰岛素的时间可以调整。例如甘精胰岛素(来得时)为超长效胰岛素,1 天固定时间注射 1 次,一般以临睡前 30 分钟注射最为常见。

• 注射后可以立即进餐的,可选择腹部注射,应稍深一些;注射后不能按时进餐的,应选择上臂或臀部注射,注射浅一些;注射时血糖正常的,可选择任何部位并正常进餐;注射时血糖偏低的,可选择上臂或臀部,注射浅一些,注射后尽快进餐,提防出现低血糖。

• 注射时应变换部位,2 次注射点至少间隔 2 厘米,以确保胰岛素能被稳定吸收。

• 未开启的胰岛素应冷藏保存(2~8℃),不可冷冻。使用中的胰岛素笔芯不宜冷藏,可随身携带,但在室温下(10~30℃)最长只可以保存 4 周,并应避免阳光直射。

👨‍⚕️ **热门解读**

二甲双胍,没有说的 "那么神"

二甲双胍是一类治疗 2 型糖尿病的 "权威" 用药,在国内外多种治疗指南中被列为一线降糖药物。近些年,随着对二甲双胍研究的深入,该药物被发现有 "减重" "抗癌" "延缓衰老" 等的神奇功效。有些人便认为它具备 "神药" 气质,靠它减肥,靠它抗癌,趋之若鹜、神乎其神,事实是这样的吗?

抗衰老、抗癌,还没有确凿科学依据

那么,二甲双胍真的能够"抗衰老""抗癌"吗?其实此项适应证的被证明需要更多、更复杂的证据和临床研究的佐证。关于抗衰老,《英国每日邮报》报道目前美国 FDA 仅批准可以开始进行相关的临床试验,还缺乏临床终点证据。关于抗癌也仅限于基础性研究和少量的观察性研究及不多的参考文献,具体的临床证据尚不确切,美国 FDA 也并未承认此项适应证,未来还有待进一步探索。

二甲双胍减肥,只有对肥胖型糖尿病有效

降糖"神药"二甲双胍是否可以用来减肥呢?事实上,该药在"减肥"方面的效果要视不同人群而言。

临床上,把肥胖人群分为糖尿病肥胖人群和正常无糖尿病患者群。根据美国糖尿病预防计划研究小组,针对 2 型糖尿病患者群进行的大样本、长期研究显示二甲双胍适用于肥胖型糖尿病患者,不仅能降低血糖,还有减轻体重的作用。但对糖耐量未受损且无明显糖尿病体征的人群却不会改变其体脂比例,无明显的减肥效果。

同样来自美国的另一项大样本研究表明,对于无糖尿病,无怀孕,糖耐量水平在正常范围内的偏肥胖患者在接受二甲双胍治疗 6 个月后,平均减重 2~5.8 千克,但约有 20%接受治疗患者的体重没有减轻。

事实上,对于普通的肥胖人群而言,引起肥胖最主要的原因是体内脂肪组织的堆积造成的体重上升。二甲双胍虽能降低肝糖原的输出,增加周围组织细胞对糖的利用,但并不能解决脂肪堆积的问题。因此,FDA 认为二甲双胍仅能引起一部分人的体重略微下降,但并不具备普遍性,因而不批准其作为减肥药来使用。

二甲双胍当减肥药吃,不良反应真不少

将二甲双胍作为减肥药使用不仅缺乏循证医学的依据,还会产生一系列的问题。如:①要想体重明显下降,必须大剂量服用二甲双胍,这往往会使药物的不良反应凸显出来,大部分人用药后会出现类似于腹泻、恶心、呕吐、腹胀、口腔异味等不良反应;②会影响维生素B_{12}、叶酸等水溶性维生素的吸收,造成贫血、毛细血管和周围神经的损害,对微量元素钙、磷的吸收也有一定的影响;③常规剂量、肾功能正常的患者服用二甲双胍一般不会引发中毒。但是,增强CT扫描所用的碘造影剂在肾脏代谢时会使肾血管收缩,肾血流量减少,给肾脏造成一定的负担,这就是做增强CT检查前后72小时内必须停用二甲双胍的原因。

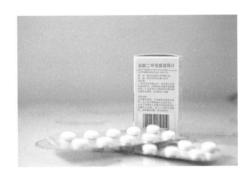

 降脂药

 热门解读

他汀类降脂药物,真是"细胞毒药"吗

他汀类药物是临床公认的一线降脂药物,自1987年第1个他汀类药物——洛伐他汀上市以来,已经有30多年的历史了。他汀类药物主要是通过减少胆固醇的合成,达到降低心血管不良事件的发生率与冠心病的发病率和病死率总体危险的目的,同时稳定动脉粥样

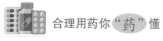

硬化斑块,乃至逆转动脉粥样硬化并使之消退。

然而,"是药三分毒"。他汀类药物的疗效确切,不良反应亦突出,"双刃剑"的特质十分明显,国外甚至有报道指出他汀类药物会加速人体的衰老。那么,他汀类药物真的会加速人体的衰老吗? 他汀类药物究竟有着怎样的不良反应? 使用他汀类药物有哪些值得注意的地方? 如何做到合理、安全地使用他汀类药物呢?

他汀类药物会加速衰老? 是"毒药"吗?

2017 年年初,国内已经出现了他汀类药物的"负面"报道:美国新奥尔良杜兰大学科学家发现,世界各地约有超过 2 亿人口正在服用他汀类药物,有证据显示该类药物会加速衰老,促使人体肌肉疲劳、记忆力减退,仿佛是细胞"毒药"。

文章还援引了美国著名保健专家、医学博士约瑟夫·默寇拉对于近年来多项他汀类药物研究的解读——他汀类药物可以抑制肝脏中负责合成胆固醇的辅酶 Q_{10}。研究表明长期服用他汀类药物可以显著降低患者血液中辅酶 Q_{10} 的含量,甚至达到 $30\%\sim50\%$。

众所周知,胆固醇是有助于生成细胞膜和激素(包括性激素睾酮、孕酮和雌激素)的,并能帮助消化脂肪中的胆汁酸。另外,胆固醇对于大脑也十分重要,事实上脑部的胆固醇约占体内胆固醇总量的 25%,对突触(神经元)的形成也非常关键。事实上,人们能够思考、学习新事物、形成记忆都离不开脑部的突触。正是由于他汀类药物的干扰和消耗辅酶 Q_{10} 的作用,会给患者带来许多灾难性的不良反应,因而在服用他汀类药物期间必须外源性地补充辅酶 Q_{10} 和角鲨烯。

他汀类药物真会消耗人体内的辅酶 Q_{10} 吗

那么,他汀类药物是否真如文章所说会加速衰老? 多次提到的辅酶 Q_{10} 与他汀类药物加速衰老是否真的存在关联呢?

辅酶 Q_{10} 是生物体内广泛存在的一类脂溶性醌类物质,在线粒体呼吸链中起着重要的作用,能够参与体内的氧化磷酸化及 ATP 的形成,可作为细胞代谢和细胞呼吸的激活剂。目前公认辅酶 Q_{10} 在抗衰老、抗疲劳、保护心血管、癌症辅助治疗等方面有着较为广泛的作用。

有研究表明,他汀类药物是通过阻断辅酶 Q_{10} 合成的前体物质而抑制其体内的生成,同时降低辅酶 Q_{10} 在血浆中的运输载体——低密度脂蛋白胆固醇的水平,从而造成循环组织中辅酶 Q_{10} 的缺失。事实上,外源性服用辅酶 Q_{10} 是可以改善这种缺失的,并减少低密度脂质氧化物的生成,从而达到逆转他汀类药物所引起的诸多不良反应的目的。

服用他汀类药物同时加服辅酶 Q_{10} 对他汀类药物降低胆固醇的作用并无明显影响。因而在服用他汀类药物的同时加服辅酶 Q_{10} 是非常有必要的,会出现正面的协同作用。

可以清楚地看出,前面所提及的他汀类药物所产生的加速衰老,促使人体肌肉疲劳、记忆力减退等的不良反应仅仅是由于长期使用该类药物,消耗辅酶 Q_{10} 的结果,只要及时补充辅酶 Q_{10} 就可以缓解甚至消除肌痛与疲劳的现象。

他汀类药物在调脂、抗炎、改善内皮功能、稳定冠脉斑块等方面的作用已经被大量临床研究所证实,且应用也越来越广泛,当然属于良药,对于"毒药"一说,公众无须过多顾虑。但正确认识他汀类药物的不良反应,并合理、安全地使用确实是当务之急。

正确认识他汀类药物的不良反应

临床上的广泛使用,使得人们对他汀类药物的不良反应有了充分的认识。其不良反应主要会累及内分泌系统、肌肉骨骼肌系统、泌尿系统、肝脏、神经系统、胃肠道、皮肤和呼吸系统等。可引起血糖的升高,引发糖尿病,导致糖耐量异常、糖化血红蛋白升高,血糖控制恶化。

国家食品药品监督管理局(SFDA)在 2012 年就对他汀类药物的糖代谢不良影响进行了重点通报。肌肉骨骼肌系统的典型不良反应为损伤,以肌肉痉挛较为常见,罕见肌炎、肌腱断裂、关节痛、横纹肌溶解等,但严重的横纹肌溶解还可能导致急性肾衰竭,临床上多表现为肌肉疼痛、乏力、血肌酸磷酸激酶(CK)升高,甚至达到正常值上限的 10 倍以上,一般发生在用药之后的第 8~25 周。

用药后可出现阳痿、排尿异常,尿路感染等泌尿系统不良反应,偶尔可发生因横纹肌溶解而导致的肾衰竭。肝脏不良反应主要表现为肝酶的异常,如丙氨酸氨基转移酶(ALT)、碱性磷酸酶(ALP)、乳酸脱氢酶(LDH)升高等。此外,还可能会引发胆汁淤积,罕见肝炎、胆汁淤积性黄疸等。肝脏损害一般在用药之后的第 1~4 周出现,也有在用药后数月出现的,少数患者的潜伏期可能会更长。一般停药或采取保肝治疗后,患者的肝功能大多能够自行恢复。

在神经系统方面,他汀类药物可能会引起患者头痛、头晕、睡眠障碍、记忆力减退等不良反应,罕见记忆力丧失与思维混乱的认知障碍等。

另外,可能还会引起鼻咽炎、鼻出血、咳嗽、上呼吸道感染、呼吸困难等。胃肠道的不良反应主要表现为腹痛、胀气、腹泻、消化不良等。皮肤的不良反应主要表现为皮疹、瘙痒、湿疹等。

合理、安全地使用他汀类药物

他汀类药物,即羟甲基戊二酰辅酶 A(HMG－CoA)还原酶抑制剂,是治疗高胆固醇血症的首选药物。国际上多项临床研究均证实了他汀类药物在降脂治疗中的作用,确定了其不可或缺的地位。该类药物在临床上的应用越来越广泛,其作用主要包括以下几方面。

（1）有效调节血脂，降低血中胆固醇的含量。

（2）抑制心脏血管壁细胞增殖，促使内皮功能恢复正常，降低动脉粥样硬化发生概率，对于冠心病的预防有较好的效果。

（3）有效抑制肿瘤细胞增殖，诱导肿瘤细胞凋亡，具备较好的抗肿瘤作用。

（4）有效降低糖尿病患者心血管并发症的发生概率，提高糖尿病治疗效果。

（5）对于血压和心室重构具有很好的调节作用，可以作为降压治疗的辅助性药物，从多个途径达到调节血压的目的。

（6）促进骨形成，提高骨密度，降低骨质疏松症的发生率。

（7）减慢肾小球发生硬化的进程，延缓肾衰竭，从而具备很好的肾脏保护作用。

他汀类药物服用期间注意事项

在服用他汀类药物时，需要注意，此类药物经肝药酶代谢，与其他药物合用时，应根据药物之间的相互作用来调整剂量。因为他汀类药物主要经细胞色素 P450 酶系（CYP3A4）代谢，如合并使用抑制 CYP3A4 的药物如伊曲康唑、酮康唑、红霉素、克拉霉素等，可导致他汀类药物血药浓度升高，在体内蓄积，作用时间延长，从而增加不良反应的发生概率，合用需慎重。

此外，葡萄柚也可以抑制 CYP3A4，在用药期间（注意：他汀类药物一般应该临睡前服药），应避免用葡萄柚汁送服药物或服药后大量饮用葡萄柚汁，以避免药物血药浓度升高（患者每日葡萄柚汁的饮用极限量为 1 升）。

鉴于他汀类药物在肝脏、骨骼肌系统的不良反应，患者在用药前后，应定期检查肝功能。ALT 上升到正常值上限的 3 倍并持续不降时，应停止用药且必要时选用保肝药物。ALP 达到正常上限的 10 倍以上并伴有不明原因的肌肉疼痛时,应马上停药并及时就医。此外,服用此类药物期间,并不代表可以"大鱼大肉"随心所欲地进食,必须节制饮食,最好接受标准的低脂、低胆固醇食物,并规律地做适宜的运动。

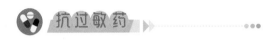 抗过敏药

抗过敏药物,如何才算正确使用

春季是大地回暖,万物复苏的季节,而秋季则是丰收喜庆的好时光,但有些人却在季节交替之时因受到荨麻疹、过敏性鼻炎、过敏性哮喘、湿疹等过敏性疾病的困扰而涌向医院。此时,抗过敏药物开始"粉墨登场"。面对临床上的抗过敏药物,如何做到提高药效、降低药物的不良反应,合理地选用药物呢?

抗组胺药物适用于Ⅰ型过敏反应

抗过敏药物可分为抗组胺药物、过敏反应介质阻滞剂、钙剂、免疫抑制剂等。其实一些中药如甘草、黄连、柴胡等也有一定的抗过敏作用,而维生素 C 与大剂量的辅酶 Q_{10} 也可用于抗过敏的治疗。

抗组胺药物是最为常用的抗过敏药物,适用于Ⅰ型过敏反应,目前已发展到第三代。一代抗组胺药物有氯苯那敏(扑尔敏)、赛庚啶、苯海拉明、异丙嗪等。其镇静与中枢神经不良反应较为明显,服用后会出现嗜睡、乏力、反应迟钝等症状,用药后应避免驾车、精密仪器操作、高空作业等。此类药物还有抗胆碱的作用,前列腺肥大、青光眼、肝肾功能低下者及老年患者应慎用。

二代抗组胺药物有氯雷他定、西替利嗪、咪唑斯叮、阿斯咪唑、特非那丁等,此类药物的中枢神经系统不良反应大为降低。但值得注

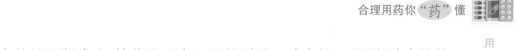
意的是阿斯咪唑、特非那丁有少见的严重心脏毒性,可引起致命性的心律失常,特别是与酮康唑、伊曲康唑及红霉素等抗菌药物合用时,上述不良反应会加重,应当谨慎。

三代抗组胺药物有地氯雷他定、左旋西替利嗪等,不良反应更轻,抗过敏作用更强。

过敏反应介质阻滞剂需耐心、规律服药

此外,过敏反应介质阻滞剂又称肥大细胞稳定剂,主要有酮替芬、色甘酸钠、色羟丙钠等,常用于过敏性鼻炎、支气管哮喘、过敏性皮炎等疾病的治疗。此类药物毒性甚微,较为安全,但起效慢,一般在连续服药 1～2 周后才有效果,故需耐心、规律服药,不可随意间断给药。

钙剂可增加毛细血管的致密度,降低其通透性,从而减少渗出,以缓解过敏性症状。一般用于皮肤瘙痒、湿疹、荨麻疹等过敏性疾病的治疗。常用的药物有乳酸钙、葡萄糖酸钙等。

免疫抑制剂可抑制机体异常的免疫反应,目前广泛应用于顽固性外源性过敏反应性疾病、器官移植排斥反应和自身免疫性疾病。而一些中药则是通过稳定肥大细胞、降低毛细血管通透性等作用来对抗过敏。具有抗氧化作用的维生素 C 与可清除自由基的辅酶 Q_{10} 可以通过保护细胞,减轻或避免过敏反应的发生。

抗过敏药物不可长期服用

连续服用同 1 种抗过敏药物不宜超过 1 个月,否则会因长期用药而导致药效下降,产生耐药,同时药物不良反应会不断地累积。

在服用抗过敏药物后,症状未改善甚至病情加重时,不宜加大药物剂量。由于抗过敏药物本身可能有一定的致敏性,如长期服用苯海拉明可能出现药疹,故在服用一种抗过敏药物无效时,应当换其他作用机制不同的抗过敏药物。值得一提的是抗组胺类药物可抑制

皮肤对于组胺的敏感性,对于拟做皮试如青霉素皮试的患者应注意在皮试前 48 小时停药。

过敏性鼻炎,预防重于用药

过敏性鼻炎全球发病率 10%～25%,可以对人们的正常睡眠、学习、工作造成较大的负面影响,尤其是在季节交替的时候发作尤甚。目前,对付过敏性鼻炎主要有远离过敏原、药物治疗、免疫治疗和手术治疗等手段,那患者又该注意些什么呢?

皮质类激素是治疗过敏性鼻炎的一线药物

皮质类激素目前是治疗过敏性鼻炎的一类重要药物。主要通过抗炎作用来发挥药效,相对于口服给药,局部用药(鼻喷剂),不但可以减少药物的不良反应,还可以对症状起有效的改善与控制作用,被目前公认的《过敏性鼻炎及其对哮喘的影响指南》推荐为过敏性鼻炎治疗的一线药物。

常用的激素有布地奈德(雷诺考特)、丙酸氟替卡松(辅舒良)和糠酸莫米松(内舒拿)等。辅舒良适用于成人及 12 岁以上儿童,最佳疗效会在连续治疗的 3～4 天后出现,一般用药不超过 7 天。12 岁以下儿童应在医生指导下使用,如需长期使用应定期监测身高;雷诺考特适用于成人、6 岁及 6 岁以上儿童;内舒拿适用于治疗成人、青少年和 3～11 岁的儿童,因为其分泌进血液中的药物浓度低、生物利用度仅 0.42%,因而对于怀孕的鼻炎患者的短期用药也相对安全。

激素类药物发挥药效的时间各不相同,数小时、数天乃至 2 周左右都有可能。对于花粉过敏的患者,可在花季来临前 2 周左右开始小剂量鼻内给药,在花季结束后 2～3 周才停药。在使用激素鼻喷雾剂时,注意用前应轻轻摇动、头微低并避免用力吸气。

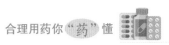
抗组胺药物对鼻塞症状无明显改善作用

用于过敏性鼻炎治疗的抗过敏药物有抗组胺药物、肥大细胞稳定剂、白三烯受体拮抗剂等。抗组胺药物可拮抗组胺与 H_1 受体的结合,从而有效减少打喷嚏、鼻痒、流鼻涕等症状,但对于鼻塞症状无明显改善。

第一代抗组胺药物对中枢神经系统的抑制较为明显,可引起困倦,常见的药物有苯海拉明、氯苯那敏(扑尔敏)等。第二代药物相较于第一代,中枢神经系统抑制作用较弱,有氯雷他定(开瑞坦)、西替利嗪等。新一代的抗组胺药物为第二代药物的活性代谢产物或光学异构体,既保持了镇静作用弱的优点,又无对心脏的毒副作用,如替卡咪唑、左旋西替利嗪等。肥大细胞稳定剂常用的为色甘酸钠,安全性较好,一般为预防性用药,但因为用药频次较高,所以患者的依从性相应会变差。白三烯受体拮抗剂有孟鲁司特、扎鲁司特等,可改善鼻充血、打喷嚏症状,提高患者的睡眠质量。

此外,抗胆碱类药物有异丙托溴铵,可以通过减少鼻炎时水样的分泌物来缓解鼻溢液过多而引起的不适。

患者可用 0.9% 的生理盐水早晚各洗 1 次鼻子

过敏性鼻炎病症迁延,症状反复发作,十分烦人。其实,这种疾病的预防远胜于治疗,因药物治疗不良反应较大且效果不会立竿见影,故在日常生活中应尽量避免接触过敏原,如花粉、动物皮毛、粉尘螨等,同时还应谨防感冒及其他诱因。患者平时可用 0.9% 的等渗生理盐水洗鼻子,坚持早晚各 1 次,类似于刷牙,养成习惯。急性发作期间可以用 2%~

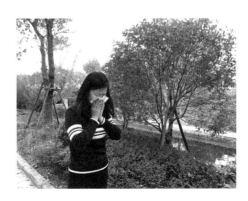

3%浓度的高渗盐水洗鼻子,或再加用激素类鼻喷剂缓解。

 热门解读

"网红药"氯苯那敏(扑尔敏),如何"扑灭你的过敏"

2014 年,1 张 4 分钱的氯苯那敏(扑尔敏)处方,迅速缓解了 1 名 2 岁儿童的皮肤红疹,使扑尔敏成为了"网红"药。最近,有关其原料药的价格在短短 1 个月内上涨了 50 多倍的消息,使它又一次吸引了大众的眼球。那么,假借了"扑灭你过敏"之意的扑尔敏,究竟是一种怎样的抗过敏药呢?

你可能不知道,扑尔敏还"隐藏"在很多感冒药中

扑尔敏属于抗组胺类抗过敏药物,同时也具有一定的抗 M 胆碱受体的作用,在临床上十分常用,可用于皮肤过敏症,如荨麻疹、湿疹、皮炎、药疹和皮肤瘙痒等;也可用于过敏性鼻炎、血管舒缩性鼻炎、上呼吸道感染引起的鼻充血,可缓解流泪、打喷嚏、流涕等感冒症状;还可用于药物及食物过敏。扑尔敏可口服,也可肌内注射给药,口服一般 15~60 分钟起效,肌注则起效更快,一般 5~10 分钟见效。

扑尔敏对于流泪、打喷嚏、流鼻涕、鼻充血等感冒症状有缓解作用,与解热镇痛药合用则可增强镇痛与缓解上呼吸道感染的症状,因此也为很多复方感冒制剂中的有效添加成分之一,如小儿氨酚黄那敏颗粒、复方甲氧那明胶囊(阿斯美)、酚麻美敏混悬液(泰诺)、酚氨咖敏片、维 C 银翘片等等。

吃了扑尔敏后,避免开车

扑尔敏的不良反应以中枢抑制与抗胆碱作用较为常见。扑尔敏

的中枢抑制作用常见为困倦、诱发癫痫等,用药后,患者应尽量避免驾驶、操作精密仪器等,酒精还会加重其中枢抑制作用,故用药前后应当避免饮酒。因其有诱发癫痫的可能,癫痫患者应当尽量避免使用该药。扑尔敏的抗胆碱作用表现为口干、便秘、痰液黏稠,因此,本身有便秘、口干、浓痰的患者就应该慎重使用。此外,膀胱颈部梗阻、幽门十二指肠梗阻、青光眼、甲状腺功能亢进、前列腺肥大的患者也应当慎用。

在用药年龄上,扑尔敏的国内说明书标注为新生儿与早产儿不宜使用。加拿大药物说明书注明不能用于 6 岁以下儿童。澳大利亚当局要求非处方感冒药的标签和说明书中应注明"禁用于 2 岁以下儿童",而对于 0～2 岁的儿童,只能作为处方药使用。英国当局认为,1 个月以上婴幼儿即可使用,常规剂量是口服 1 毫克,1 天 2 次。

感冒、过敏同时有,吃含有扑尔敏的复方感冒药就行了

使用扑尔敏,需要特别注意:①其抗过敏作用可能会引起药物皮试阴性的结果;②该药虽是抗过敏药物,但对于特异性体质的患者而言,反而会诱发过敏;③扑尔敏可能会使痰液变稠,可使下呼吸道感染的患者病情加重,因而此类患者应避免使用;④服用该药可能会对胃肠道产生刺激,建议患者可将该药与食物或牛奶同服;⑤扑尔敏的口服制剂多为 OTC 类药物,相对安全,但患者在既发生过敏又罹患感冒时,注意不要将扑尔敏的单药制剂与含有扑尔敏的复方制剂同服,以免重复给药,加大不良反应,甚至产生毒性。

合理用药你"药"懂

用
药
常
识
篇

生
活
与
用
药
篇

常
用
药
品
篇

86

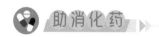 助消化药

别让助消化药"帮倒忙"

节假日期间,亲朋好友聚会频繁,各种美味佳肴、大鱼大肉必不可少。面对美食的诱惑,人们往往容易多吃,加之运动量的减少,很容易引起消化不良。此时,人们常会服用助消化药来缓解不适。然而,不合理的服用助消化药物,有时非但达不到缓解疾病的目的,甚至可能会导致药效的降低而帮了倒忙。

常见助消化药大比拼如下所示。

健胃消食片:适用于脾胃虚弱所致的消化不良

健胃消食片由太子参、陈皮、怀山药、麦芽、山楂等成分组成,适用于脾胃虚弱所致的食积、不思饮食、嗳腐酸臭、脘腹胀满等。用于缓解消化不良,宜在饭后服用,可咀嚼,1次3片,1天3次。需要注意的是,儿童用药应酌情减量。此药不可过量吃,服药3天症状无缓解,建议就医。特殊人群如孕妇、慢性病患者或儿童应在医生、临床药师的指导下用药。

乳酶生:适用于肠道内腐败菌所致的消化不良

乳酶生可用于肠道内腐败菌过度繁殖、发酵、产气而引起的消化不良。此药宜在饭前用冷开水送服。12岁以上儿童及成人1次2~6片,1日3次,12岁以下人群酌情减量。由于此药含乳酸菌,故不可用开水送服,以免杀灭活菌,也不可与抗菌药物、吸附性药物(如活性炭)等同服,以避免药物活性受到抑制甚至失活。

多酶片:适用于高蛋白饮食所致的消化不良

多酶片为胰酶与胃蛋白酶的复合制剂,通过补充消化酶而帮

助消化,较适合用于高蛋白饮食而引起的消化不良。此药也宜在饭前 15~30 分钟服用。需要注意的是,此药在酸性条件下易失活,不可嚼碎后服用。含铝制剂可以降低其疗效,因而不宜同时服用。

DL-盐酸卡莫司汀(康胃素):饭前服用,促消化

DL-盐酸卡莫司汀(康胃素)通过促进消化腺体的分泌,发挥促消化作用。此药宜于饭前服用,不宜与碱性药物配伍使用。胃酸分泌过多者、慢性复发性胰腺炎和伴有疼痛的急性胰腺炎患者,此药有加重病情的可能,故禁用。

助消化类药物品种繁多,切忌盲目使用

助消化类药物品种较多,选择时应有的放矢,不可盲目使用,应根据发生消化不良的类型对症用药,并根据年龄适当调整剂量。注意药物的服用方法,饭前、饭后需谨慎。注意配伍禁忌,避免助消化药物失活或药效降低。特殊人群用药需慎重,应在医生或临床药师的指导下用药。对于服用助消化药物数天后,症状未见改善者,应及时就医。

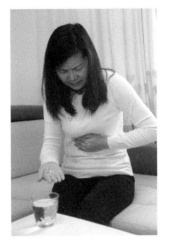

此外,为避免产生消化不良,在节假日期间应适量控制饮食、保持均衡,增加粗纤维的摄入,适当补充钾离子和钙质,餐后作适度的运动,谨记防病才是王道。千万不要胡吃海吃,一有症状又盲目地吃助消化药物,万不可让药物"帮了倒忙"。

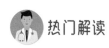 **热门解读**

多潘立酮，应小剂量、短时间服用

每当胃部不适时，人们常常会想到一种常见的非处方(OTC)药物——吗丁啉(多潘立酮)，并自行去药店购买服用。然而，随着欧盟对于因其导致的心脏不良反应开始对其进行使用限制时，人们在胃痛时还能随意自行去药店购买多潘立酮吗？又或者因顾忌其心脏的不良反应而放弃使用呢？多潘立酮，胃痛时还能吃吗？

多潘立酮的不良反应，停药后可自行恢复

多潘立酮是一种合成的苯丙咪唑类衍生物，作为一种具有抗呕吐作用的多巴胺受体拮抗剂，可以直接作用于胃肠道的多巴胺2(DA$_2$)受体，减少多巴胺介导的平滑肌松弛，增加胃肠道的动力。目前，在国内多潘立酮主要以混悬液及片剂的剂型作为胃肠促动力类非处方药物使用，其适应证为消化不良、恶心、嗳气、呕吐、腹部胀痛。

多潘立酮作为一种家中常备的缓解胃部不适的药物，为大家所熟悉并广泛使用。其主要的不良反应偶见轻度腹部痉挛、口干、皮疹、头痛、腹泻、神经过敏、倦怠、嗜睡和头晕等。有时还可以导致血清泌乳素水平升高、溢乳、男子乳房女性化等，但停药后即可恢复正常。由于不良反应较轻，多数症状在停药后可自行恢复，多潘立酮作为一种OTC药物，国内并未对其使用进行严格的限制。

欧盟推荐多潘立酮使用不超过1周

近年来，随着欧盟对多潘立酮使用的进一步研究发现，其使用剂量的增加与疗程的延长，可能会导致一系列的心脏不良反应，主要包括QT间期延长和心律失常。

经过欧盟成员国人类用药互认和分散程序协调小组投票后,多数支持多潘立酮类药物用于缓解恶心和呕吐症状,但对于成人及体重35千克以上的青少年,推荐剂量应该相应降低至10毫克(1片),口服,1日最多3次;允许用于儿童及体重在35千克以下的青少年患者的产品应该通过口服给药,剂量为每千克体重0.25毫克,1日最多3次;液体制剂应该提供量杯以便根据体重保证精确的用药量。同时,这类药物常规使用不应超过1周。不允许多潘立酮继续用于治疗诸如腹胀或胃灼热(烧心)在内的其他症状。

多潘立酮应小剂量、短疗程使用

就国内而言,多潘立酮仍然作为OTC类药物使用。然而鉴于欧盟对于多潘立酮的限制使用,国内患者应当知道:多潘立酮常用于治疗多种胃部疾患或帮助消化,但是该药物可能会产生与心脏相关的不良反应,如导致部分患者心律失常。多潘立酮在大剂量或长时间应用时,不良反应相应增大,因而仅在治疗恶心和呕吐时小剂量应用,且疗程应控制在1周以内。成人推荐剂量为10毫克口服,1日3次,饭前15~30分钟服药,或以栓剂的剂型30毫克,1日2次给药。不主张作为常规的助消化药物使用。

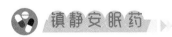

镇静安眠药

安眠药,使用原则知多少

睡眠,极其重要,可以消除疲劳、恢复体力、增强免疫力、延缓衰老。然而一旦失眠,尤其是长时间失眠则会使机体受损,进而影响人们的学习、工作与生活。对于入睡困难、夜间易醒或早醒的睡眠质量不佳者,可选用镇静催眠药来帮助改善睡眠。

镇静催眠药易致耐受性和成瘾性

镇静催眠药是一类可抑制中枢神经系统的药物,一般小剂量镇静,中等剂量则可引起类似于生理性睡眠的催眠作用,大剂量则会产生麻醉和抗惊厥作用。2015 年的全国睡眠质量报告表明,目前全国31％的人口存在着较为严重的睡眠问题,相较于 2014 年有显著上升。越来越多的人睡不着,导致镇静催眠药的用量日益加大,对于滥用而导致的耐受性和成瘾性问题也始终困扰着人们。

同一种镇静催眠药,连续使用不宜超过 4 周

镇静催眠药主要分为巴比妥类、苯二氮䓬类及非苯二氮䓬类镇静催眠药 3 种。合理使用镇静催眠药,应当使用达到药效的最低剂量并且间断性地短期运用;若镇静催眠药的效果降低或减弱,则可能是产生了耐受性,此时需咨询医生,并在医生的指导下加量使用或者更换其他种类的药物;对于同一种镇静催眠药,连续使用不宜超过 4 周,若症状未明显改善则可考虑换药;长期使用镇静催眠药的患者,不可以突然停药,若需停药,则应在医生的指导下逐渐减量;事实上,长期使用安眠药,疗效确切且在安全剂量范围之内的,不良反应的报道还是较少的,不必"杞人忧天",但应定期检查肝、肾功能及血象;儿童和孕妇不宜服用。

此外,服用镇静催眠药的患者需忌酒及含有酒精的饮料,因为酒精可能会加重药物对中枢神经系统的抑制作用,加大不良反应,甚至导致猝死。还有,若在半夜醒来最好不要再追加安眠药,以免药量过大而抑制呼吸及中枢神经系统,造成危害。

中西医结合治疗,事半功倍

我国中医学对于失眠的研究源远流长,如神主失用学说、气血紊乱学说等。历代的中医药学文献也有记载酸枣仁、灯心草、桃仁、茯苓、五味子、合欢皮、半夏等单味药材有催眠、安神之功,临床上也有

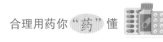
相关的中药制剂,如乌灵胶囊、养血清脑颗粒及含有酸枣仁的复方枣仁胶囊等,均可用于镇静催眠。与西医的镇静催眠药相比,中药学重在调理,短期疗效可能不如西药,但却没有"宿醉"、成瘾性等不良反应,长期应用相对安全。采用中西药结合的方式治疗失眠,往往会达到事半功倍的效果。

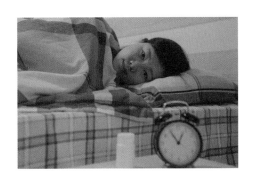

安眠药,使用需严格监管

日常生活中,压力过大或睡眠质量较差会迫使人们借助于镇静催眠药来舒缓压力或改善睡眠。但也有一部分人,尤其是青少年,使用镇静催眠药,尤其是苯二氮䓬类药物,以满足其猎奇、追求快感或逃避学习生活等的压力,以至于服用成瘾,最终成为"瘾君子"。为此,我国已对该类药物按二类精神药品进行了严格管理……

镇静催眠药主要分为巴比妥类、苯二氮䓬类及非苯二氮䓬类镇静催眠药3种。

巴比妥类,已非常规用药

巴比妥类镇静催眠药以苯巴比妥、硫喷妥钠、异戊巴比妥等为代表,中等剂量的巴比妥类药物可缩短入睡时间、减少觉醒的次数、延长睡眠时间,但久用停药则可产生反跳,快波睡眠时间显著延长,并

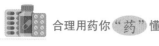
伴有梦魇增多等症状,使人们产生再次用药的欲望,因而容易产生耐受性与依赖性。此外,大剂量的巴比妥类药物还可抑制中枢神经系统,甚至导致呼吸中枢麻痹而引起死亡,故现在巴比妥类药物已不作为常规的镇静催眠药使用了。

苯二氮䓬类,宿醉感是常见不良反应

临床上常用的苯二氮䓬类镇静催眠药约有20多种,主要分为西泮类与唑仑类两类。西泮类以长效的地西泮、氯硝西泮、硝西泮等为代表,对于早醒及惊醒后难以再入睡者较为有效;中效的以奥沙西泮、劳拉西泮、替马西泮等为代表,主要用于入睡困难者;短效的唑仑类以艾司唑仑、三唑仑、咪达唑仑等为代表,对于入睡困难及易醒者皆有效。

与巴比妥类药物相比,苯二氮䓬类药物治疗指数较高,安全性更好,几乎无肝药酶诱导作用,不影响其他药物的代谢,依赖性与戒断症状也相对较轻。常见的不良反应有"宿醉"现象(即类似于过量饮酒而导致的醉酒后状态)、损害记忆功能等,而长期应用还可产生耐受性、依赖性,久服突然停药会出现戒断症状,如焦虑、失眠、震颤、心动过速等。

非苯二氮䓬类,不良反应少,价格昂贵

非苯二氮䓬类的镇静催眠药有佐匹克隆、唑吡坦(思诺思)、扎来普隆等。此类镇静催眠药能明显缩短入睡时间、延长睡眠时间,提高睡眠质量。与苯二氮䓬类药物相比,半衰期短、安全性更好、几乎无"宿醉"的不良反应,成瘾性与戒断反应发生也较少,适用于入睡困难者和有病理基础的失眠者及类似于考试前应急性失眠者,目前临床上使用较多。缺点在于价格较为昂贵。此外,某些抗抑郁药,如阿米替林、多塞平、曲唑酮等,也具有显著的镇静催眠作用。

严格监管,每张处方不超过7天用量

为了防止镇静催眠药的滥用及流入非法渠道,依据 2005 年的《麻醉药品和精神药品管理条例》,我国对该类药物按二类精神药品进行严格管理,只有凭借具备精、麻药品资质的医生开具的精二药品处方才可在医院调配或在实行统一进货、统一配送、统一管理的零售连锁企业购买,且每张处方一般不得超过 7 天常用量,特殊情况可以适当延长,但医生必须注明理由。

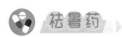 祛暑药

夏天身体不舒服,祛暑中药来帮忙

从中医学角度上说,夏日气温高、湿度大、地湿蒸腾,湿热蕴结,易患暑热证。其特点为:暑多且夹湿。患者临床症状常表现为:身热、烦渴、头重如裹、恶心、呕吐、倦怠、身重、脘腹痞闷、小便不利、泄泻等。临床上将用于治疗暑热证的中成药,称为祛暑剂。

六大祛暑剂

1. 解表祛暑剂　主要由散风祛湿药(羌活、独活等)、芳香化湿药(藿香、佩兰等)、健脾燥湿药(苍术、白术、薏苡仁等)组成,起到解表、化湿、和中的作用,可用于治疗伴有发热、头痛、头重、肢体酸痛、腹胀、腹泻等症状的暑湿性感冒。例如,藿香正气液(水、丸)、保济丸等。其中,保济丸还能用于晕车、晕船。

2. 祛暑利湿剂　主要含有利水渗湿药物滑石。滑石含有含水性硅酸镁,其性寒,又有清解暑热的作用。可以用来治疗发热身倦、口渴、泄泻、小便黄少,苔黄而厚腻的暑湿症状。例如,六一散等。六一散可外用,当做爽身粉治疗痱子效果很好。

3. 祛暑避秽剂　除了芳香化湿、健脾燥湿的药物外，一般还含有开窍药（冰片、麝香等），起到开窍醒神的作用。可用于治疗中暑、暑月痧胀。例如，痧药、避瘟散等。所谓暑月痧胀就是夏季贪凉饮冷，感受暑湿引起的寒热腹痛、吐泻兼作，甚至猝然闷乱烦躁，牙关紧闭，头晕昏厥，不省人事。

需要注意的是，开窍药性走窜，妇女月经期及孕妇忌用。中暑患者除了应用药物外，还需要一系列的应急处理，如脱离高温环境、保持呼吸通畅、迅速降温等，重症患者应及时送医院抢救。

4. 祛暑和中剂　组方特点是祛暑化湿的药物配伍健脾和中药。主要用于治疗恶心、呕吐、腹痛、胃肠不适等由暑湿及外感风寒引起的脾胃不和。比较熟悉的是十滴水。

5. 祛暑清热剂　组方特点为祛暑化湿药物配伍清热药物，多用于夏季感冒。例如，清热银花糖浆、暑热感冒颗粒等。

6. 祛暑益气剂　组方中含有益气生津药（黄芪、人参、白术、葛根、麦冬等）。有清暑、益气、生津的作用，治疗由于暑气所致的气津两伤，表现为头晕、身热、心烦、咽干、口渴、口中黏腻。例如，清暑益气丸。

常见的3类祛暑药

1. 人丹　成分包括薄荷脑、冰片、丁香、砂仁等，具有开窍醒神，祛暑化浊，和中止呕的作用，可以防治、缓解各种中暑症状，是传统的消暑保健的"利器"。用药期间应保持饮食清淡，忌烟酒及辛辣、生冷、油腻等，否则会影响疗效，甚至可能引发药物的不良反应。

2. 藿香正气类药物　按照宋代的《太平惠民合剂局方》中记载的藿香正气散制成，有效成分基本一致，差别在于选择的剂型不同，临床疗效大同小异，具有解表化湿，理气和中的功效。对中暑、暑热感冒等都有一定的疗效，用药期间同样要注意保持饮食清淡，忌烟酒及辛辣、生冷、油腻等。

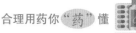
3. 清凉油、风油精　一般都含有薄荷脑、樟脑及其他挥发性成分,外用可以起到清凉、醒脑、止痛、祛风的作用,也是夏季常用的防暑降温用品。涂抹于特定部位可以祛暑、醒脑。由于含有多种挥发性成分,要注意可能引起皮肤刺激,避免接触伤口或误入眼部。低龄婴幼儿皮肤吸收速率快,易产生不良反应,应避免使用。

Tips:祛暑剂注意事项

• 运用祛暑剂期间饮食应清淡,忌油腻、辛辣的食物。另外还应避免同时使用滋补类中药,否则不仅对治疗无益,还会降低祛暑剂的疗效,延误病情。

• 孕妇忌用的药品包括保济丸、甘露消毒丸、祛暑避秽剂、十滴水等。对于孕妇慎用的药物,需权衡利弊,在医生、药师的指导下遵医嘱运用。

• 藿香正气水、十滴水中含有乙醇,服药后不得驾驶机、车、船、从事高空作业、机械作业及操作精密仪器。另外也不宜与头孢菌素类、肝素类、胰岛素、格列齐特(达美康)、华法林等药物同服,以避免出现"双硫仑样"毒性反应,严重的甚至会危及生命。

• 花露水并非药物,可以在被蚊虫叮咬前适量涂抹,但并不具备治疗皮炎的作用,且并非人人都可以用,孕妇、婴幼儿、易过敏者则不建议使用。

• 国外或港台地区带回的防暑药品,比如泰国产的草药膏、日本产的感冒药或香港产的清凉油等在药品标识上往往没有中文,所以在境外购买这类祛暑品时要充分了解相关信息,使用上更应慎之又慎。

> • 合理用药,对症治疗,才能发挥祛暑药物的最大疗效,避免不良反应的发生。需要指出的是,对于严重的暑热证,不是祛暑中成药就能够单独救治的,需要及时就医。其实,对于夏季常见病,预防远重于治疗,只要足够重视,完全可以避免暑期疾病的发生,清凉潇洒过一夏。

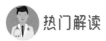 热门解读

风油精的妙用

风油精是大家都比较熟悉的家庭常备药物之一,主要功能为清凉、止痒、止痛、祛风,用于蚊虫叮咬,伤风感冒及引起的头痛头晕,晕车不适等,应用有相当长的历史,日常生活中使用亦较为普遍。

薄荷脑、桉叶油和水杨酸甲酯构成风油精

风油精是由薄荷脑、桉叶油、丁香粉、樟脑、水杨酸甲酯、香油精等组成的油状液体药物。配方来源一种说法是旧社会西方资本主义列强传入我国,也有说是爱国东南亚华侨发明的,目前已较难考证和查实。

1. 薄荷脑 作为芳香药、调味药及驱风药,可使皮肤或黏膜产生清凉感从而减轻不适的感觉。主治疼痛,为薄荷素油中得到的一种饱和环状醇,又名薄荷醇。

2. 桉叶油 可作为吸入剂用于呼吸系统疾病,特别是上呼吸道感染,而慢性支气管炎患者内服后有祛痰作用,哮喘发生时既可内服又可吸入。桉叶油还可用于某些皮肤病,并作为创面、溃疡、瘘管的冲洗剂。内服有驱钩虫的作用,且具备轻度的收敛性质。而挥发油则有驱风作用,从消化道吸收,部分会从呼吸道排泄。此外,桉叶油

尚可用作除臭剂及神经痛患者的镇痛药。有人认为蓝桉叶甚至具有局部麻醉的作用。

3. 水杨酸甲酯　具有局部刺激作用,可促进局部血液循环,外用或局部涂擦可产生皮肤血管扩张、肤色发红等刺激反应,并反射性地影响相应部位的皮肤、肌肉、神经及关节,起消肿、消炎和镇痛的作用,亦有止痒之效。

风油精的十二大妙用

1. 治痱子　夏天在洗澡水中滴上几滴风油精,会非常清爽舒适,反复数日后痱子可逐渐消退,没生痱子的人用含风油精的洗澡水洗澡也可起到预防痱子的作用。需要注意的是,婴儿的皮肤娇嫩,使用的量应为成人用量的1/3。

2. 治腹痛　将风油精数滴滴在肚脐内,用止痛膏或普通胶布覆盖,可起到很好的祛寒止痛作用。此法对于因受风寒、过多吃冷饮等引起的寒性腹痛效果更好。

3. 治烫伤　对于小范围轻度烫伤,如无皮肤破损则可将风油精直接滴在烫伤部位,每隔3～4小时滴1次,若发水疱,可先挑破,再涂风油精,最后涂抹金霉素眼膏,效果会更好。此法治疗轻度烫伤,止痛效果明显且不易发生感染,皮肤恢复也很好,不会遗留瘢痕。注意严禁用于深Ⅱ度以上的烫伤。

4. 治脚癣　用温水将脚清洗干净,擦干,如有水泡,先用针将其刺破,然后用药棉吸净,再用风油精每天1～4次涂擦患处,一般3～5天即可见效。

5. 治口角溃疡　建议在刷牙漱口后,在患处涂风油精,每天2次,若临睡前加涂1次则效果更佳。需要注意的是孕产妇、新生儿不宜使用。

6. 治疗咽喉肿痛　倒风油精3～5滴于汤匙内,慢慢咽下,尽量让风油精多停留于咽喉部一些时间,效果会更好,对于干咳引起的喉痛也有一定的效果。注意,儿童及老人需适当减量,且久服会有成瘾的可能。

7. 治疗肛门瘙痒　凡由痔疮、肛裂等引起的瘙痒,先用温水洗净患处,再用药棉蘸风油精少许,在肛门周围涂擦,可奏效。注意,如是小儿患者,在治疗中应根据患儿年龄的差别,将风油精稀释 1～2 倍,以减轻对肛门黏膜的刺激。

8. 治疗冻疮　在冻疮未破时,将风油精均匀地涂在患处,有止痛消肿的作用,每天 2～3 次,一般 2～3 天可痊愈。注意:如果冻疮已经溃破,则不宜使用。

9. 治疗鸡眼　将患处硬茧削去,用药棉将适量风油精敷上,并用胶布固定。每天换 1 次,连用 15 天左右鸡眼可自行脱落。

10. 治疗因风湿引起的咳嗽　可将风油精少许涂于天突穴上,能去风镇咳。

11. 小儿退热　取风油精 1 毫升,加冷开水 20～30 毫升稀释,涂擦于高热患儿四肢两侧、背部、腋下、腹股沟及四肢关节屈侧等处,可以帮助体温下降。

12. 其他　除了这些治疗、保健作用外,风油精还具有用于洗手去除鱼腥味及其他异味,作为溶剂去除污渍、指甲油等功效。

怀孕、准妈妈和新生儿慎用风油精

风油精的主要成分中含有樟脑,该物质会引发一定的不良反应,当然成人体内存在的葡萄糖磷酸脱氢酶可以对抗之。一般情况下,樟脑进入成人体内,葡萄糖磷酸脱氢酶会很快与之结合,使之无毒化,然后随尿液一起排出体外。但当人体生理发生变化时,如怀孕,准妈妈体内的葡萄糖磷酸脱氢酶含量会显著降低,怀孕 3 个月内若过多地使用风油精,樟脑就会通过胎盘屏障进入羊膜腔内作用于胎儿,严重者甚至会导致胎儿流产。

刚出生的新生儿,体内也缺乏这种酶,风油精中的樟脑通过新生儿娇嫩的皮肤吸收或呼吸道黏膜吸收,渗入血液,使红细胞破裂,溶解成胆红素。当胆红素含量过高时,会透过血脑屏障与脑细胞结合,引起新生儿黄疸,出现全身发黄、口唇青紫、棕色小便、不吸奶、哭声微弱、嗜睡等,甚至抽风、惊厥等症状,即使经过治疗,如不及时也有可能使婴儿脑功能受损。

使用中还要注意防护,尤其应避免让其进入眼部,因会对黏膜造成一定的刺激。储藏时应置于阴凉处,不超过 20℃,避免阳光直射。

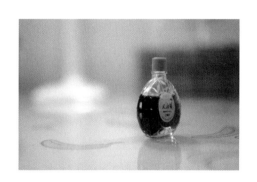

 外用药

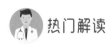 热门解读

外用激素软膏,怎么涂才安全

虽然糖皮质激素的问世使皮肤疾病的治疗效果明显改观,但其乱用、滥用的现象同样会造成不良反应的频发。根据我国卫生相关管理部门颁布的《糖皮质激素类药物临床应用指导原则》,可用四级

分类法将皮肤科常用的外用类糖皮质激素药物按强度进行分级(表2)。

外用糖皮质激素类制剂主要通过抗炎、抗增殖、免疫抑制和收缩血管而发挥其药理作用,疗效确切。但若使用不当,也可能会加重或诱发局部感染,全身长期大面积应用更有引起系统性不良反应的隐患。还有,真菌感染万万不能使用糖皮质激素类制剂,以免"火上浇油",加重病情。所以,千万不要轻视一些皮炎、湿疹的瘙痒、红肿症状,认为"一涂了之"的想法往往会"后患无穷",就医治疗并在医生、药师的指导下用药才是正途。

激素药膏的三大误区如下所示。

误区一:激素药膏,万能灵药

"一旦出现瘙痒、红斑、脱屑等皮肤损伤症状,涂点激素药膏就会好的"观念已深入人心。当然在多数情况下,这一观念也确实有些道理。但您是否想过:激素药膏真是万能灵药吗?

皮肤外用糖皮质激素的药理作用主要有4个方面:抗炎、抗增生、免疫抑制和血管收缩。以上4个针对皮肤病症状的作用,仅能缓解,不能根治,所以症状一旦改善必须立即停药。不同时期、不同严重程度的皮肤损伤也应选择不同的剂型。事实上,在剂型的设计方面,多以搽剂和乳膏剂为主。搽剂是一种在皮肤表面揉搽或用软刷涂抹的外用液体制剂,反复揉搽可使搽剂中的药物成分透皮吸收,但搽剂不能用于破损皮肤。乳膏剂具有润滑皮肤、保护创面和局部治疗的作用,乳膏剂中通常会加入透皮吸收剂,如丙二醇、氮酮等及软化皮肤的尿素,从而使药物穿透能力增强,治疗效果更佳。

误区二:用法、用量,随心所欲

局部外用激素需要注意的是用法、用量,频次和用药量将直接影

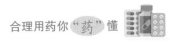

响到治疗效果。在用法、用量上按"指尖单位"(fingertip unit,FTU)来计算能较好地掌握身体不同部位所需要的剂量。指尖单位是指从1个5毫米直径的标准药膏管内挤出一段从示指第1指间关节横线至指尖长度的药量。1指尖单位约等于0.5克,可覆盖2个手掌大面积。外用用药次数以1～2次/天为宜。切记不可以有"用药量越多越好,覆盖面积越大越好"的错误认识。

误区三:谈"激素"色变,唯恐避之不及

激素的依赖性、停药反跳现象及不良反应是使公众产生拒药心理的主要原因。激素的停药反跳现象是指:长期、大量用药后,若减量太快或突然停药可致疾病复发、加重或发生严重的不良反应。那么何为长期、大量用药?何种疾病才需要长期大量使用激素药物?其实,一次用药周期超过1个月以上,且全身或大面积使用,可认为是长期大量用药。如严重感染、肾上腺皮质功能不全、自身免疫性疾病、严重过敏性疾病、休克等病势急、病程长的疾病方可长期大量用药。

一般的皮肤不适症状,采用短期(任何部位一般连续外用不应超过2周)、局部用药,不会危及健康,况且乳膏剂和搽剂中所含的激素含量相对较低,患者的"杞人忧天"、谈激素"色变"是没有必要的,倒是需要特别提醒:若连续用药1周左右症状未得到改善,应立即停药,及时就医。

妊娠期妇女、儿童、老人谨慎使用

妊娠期妇女应慎用糖皮质激素类制剂,必须应用时则需权衡利弊,在取得患者同意后才可以使用弱效、中效激素。孕早期切勿使用含氟类的激素,哺乳期勿在乳部应用。

儿童应避免使用超强效外用糖皮质激素,弱效及中效外用糖皮质激素是儿童使用的首选。儿童外用糖皮质激素引发系统性不良反

应的风险远大于成人,且儿童对于外用药物吸收后的代谢功能尚未发育完全。此外,婴儿尿布的使用具有封包作用,使外用药物吸收量会明显增加,因而儿童在用药时一定要慎重。

老人由于代谢及排泄功能减弱,大面积、长期应用容易引发全身性吸收,产生系统性不良反应的概率会增加,故也需要多加注意。

皮肤科常用外用糖皮质激素类药物强度分级

作用强度	药物名称	常用浓度/%
弱效	醋酸氢化可的松	1.0
	醋酸甲泼尼龙	0.25
中效	醋酸泼尼松龙	0.5
	醋酸地塞米松	0.05
	丁酸氯倍他松	0.05
	曲安奈德	0.025~0.1
	丁酸氢化可的松	1.0
	醋酸氟氢可的松	0.025
	氟氢松	0.01
强效	丙酸倍氯米松	0.025
	糠酸莫米松	0.1
	氟氢松	0.025
	哈西奈德	0.025
	戊酸倍他米松	0.05
超强效	丙酸氯倍他索	0.02~0.05
	哈西奈德	0.1
	戊酸倍他米松	0.1
	卤美他松	0.05
	双醋二氟松	0.05

注:表中糖皮质激素大多为乳膏或软膏剂型,少数为溶液剂或硬膏剂型

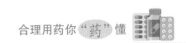
在合理用药上药师应承担更大的责任。对于现有的外用糖皮质激素类制剂,药师应作翔实的用药指导,告知患者准确的使用方法,使患者最大限度地合理使用,提高疗效,减少不良反应,消除恐惧感。而对于药物制剂专业人员来说,开发高效、低毒、价廉、质优的新制剂则是当务之急,以为临床提供更好的药物、更多的选择为己任。总之,糖皮质激素类外用制剂的不良反应并不可怕,只要医药紧密配合,使用合理得当,它是治病的利器,并不会对人体健康造成损害。

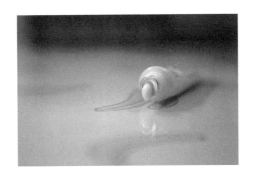

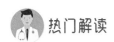 热门解读

红药水、紫药水为什么已"退出江湖"

在日常生活中,磕磕碰碰在所难免,擦伤、割伤等外伤也较为常见。为了应对这些意外,许多家庭的小药箱中都会备有外用消毒药水。记得儿时家中常备红药水和紫药水,但如今这两种消毒药水已经逐渐"退出江湖"了。那么,取而代之的"当红"消毒药水又是哪一位呢?

红药水:皮肤穿透弱·抑菌差

红药水又叫红汞,顾名思义,含有重金属汞,汞离子解离后与蛋

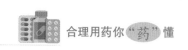
白质结合,从而起到消毒的作用,但其对细菌和芽胞无效,一般用于浅表创面皮肤外伤的消毒。虽然在过去是较为经典的消毒药水,但因为其穿透皮肤的作用较弱,抑菌效果较差,且容易受到有机物、碱性环境的影响而降低消毒的效果。此外,汞及其无机化合物已经被WHO归为3类致癌物,对人体健康存在着一定的隐患。

事实上,我国并没有全面禁止红药水的使用,但在使用时需格外注意:不可大面积长期使用,以免汞中毒;不可与含碘的制剂,如碘酒、聚维酮碘(碘伏)一起使用,以免形成毒性较高的碘化汞而增加风险。

紫药水:致癌风险高

龙胆紫又称甲紫,是一种碱性染料,而紫药水则是甲紫的水溶液,常用浓度为0.25%~2%。这是一种历史悠久的消毒药水,主要用于皮肤、黏膜的消毒,组织无刺激性,且可与黏膜、皮肤表面凝结成保护膜而起到收敛作用,对于革兰阳性菌,特别是葡萄球菌、白喉杆菌、假丝酵母(念珠菌)等有较好的消毒效果。临床上,多用于浅表创面、溃疡及皮肤感染,如小面积烧伤、湿疹、疱疹、咽喉炎、鹅口疮等。

但是,国外有相关的动物实验表明,甲紫是一种剂量相关性的致癌物,全身性用药可致癌。20世纪90年代我国也有文献指出,甲紫是一种潜在的致癌物,不宜用于黏膜及开放性创面。英国已经将紫药水的使用范围限制在局部未破损的皮肤表面上。

我国同样没有禁止紫药水的临床使用,但在使用时需注意:①不可用于化脓性的创口,因脓液可降低紫药水的消毒效果,而紫药水的收敛作用又可使脓液无法流出,会掩盖病情且使感染向深部扩散;②对于眼角膜有损伤作用,使用时应避免入眼,一旦入眼,应及时用水冲洗,严重者应就医;③也不宜与红药水、碘酒一起使用,以免药效降低。

当今常用消毒水排行榜

目前,在临床上使用较多的消毒药水为酒精、过氧化氢、碘酒、聚维酮碘,其中聚维酮碘的安全性高、刺激性小,已经成为最常用的外用消毒药水。

对于一般家庭而言,家中小药箱中常备聚维酮碘或聚维酮碘棉签即可,为应对较深的伤口,还可储备适量的过氧化氢。酒精及碘酒的刺激性较大,不宜用于破损的皮肤及黏膜处。对于碘过敏者,则应禁用碘酒与聚维酮碘。

TOP4:"刺激"的酒精

酒精是乙醇的水溶液,以 75% 浓度的消毒作用最强,可使菌体的蛋白质凝固而死亡,并在 2 分钟内杀死皮肤表面 90% 的细菌。然而,酒精存在着一定的刺激性,皮肤破损、黏膜处不宜使用,2 岁以下幼儿不宜使用。

TOP3:"产气"的过氧化氢

过氧化氢是一种氧化性的消毒液,一般浓度为 2.5%～3.5%,当与伤口接触时,不稳定的过氧化氢会分解并产生氧气,具有很强的氧化作用,可用于消毒。过氧化氢在涂抹到伤口时会产生气泡,对坏死组织有清除作用。

此外,过氧化氢还有一定的止血效果。临床上常用于需要清创的严重伤口及有坏死组织和脓液的伤口。对较深伤口中的破伤风杆菌及口腔中的厌氧菌效果较好。

TOP2:"剧痛"的碘酒

碘酒又称碘酊,含碘、碘化钾及乙醇,单质碘的氧化作用可使菌体的蛋白质变性,对细菌、真菌、病毒均有很好的杀灭作用,适用于完整皮肤的消毒。

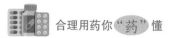
但碘酒在使用后,酒精的挥发会导致碘单质的浓度过高,从而产生一定的腐蚀性,会损伤皮肤,容易导致局部皮肤的脱皮,在使用后的 2 分钟左右,应该使用 75% 酒精进行脱碘。由于含有酒精,刺激性较强,碘酒不宜用于破损皮肤及黏膜处,否则会引起剧烈的疼痛。对于碘过敏、甲状腺疾病患者则应禁用。

此外,碘酒还不宜与红药水一起使用,以免生成毒性较大的碘化汞;也不宜大面积的使用,以免大量的碘被吸收,从而引起碘中毒。

TOP1:"万能"的聚维酮碘

聚维酮碘溶液又称为碘伏,含碘量在 0.5%~1% 左右,与碘酒的区别在于其溶解于水中,而并非酒精中,故刺激性小,可用于黏膜的消毒。在用药后,也不需要用酒精进行脱碘。

聚维酮碘的杀菌速度慢于碘酒,但效果更为持久。目前,聚维酮碘已逐渐取代红药水、紫药水、酒精、碘酒。聚维酮碘对细菌、病毒、真菌均有杀灭作用,可用于皮肤、黏膜的消毒,还可用于烧烫伤、刀伤、擦伤伤口的消毒。对于浅表伤口,可先用生理盐水冲洗,再涂抹聚维酮碘,伤口较深则应使用过氧化氢冲洗后再使用聚维酮碘。

目前,市场上有单包装的聚维酮碘棉签出售,只需将棉签上有标记的一端折断,聚维酮碘即可流入棉签的另一端,方便而实用。使用聚维酮碘时,也应注意避免与红药水一起使用。同时碘过敏、甲状腺疾病患者应禁用。

痤疮用药,也需"私人定制"

爱美之心人皆有之,可是痤疮,就是通常所说的青春痘,这恼人的青春印记却让不少年轻人叫苦不迭。据统计,80%~90%的青少年患过痤疮,少数人直到 40 岁都无法自然减轻或痊愈。那么,如何合理地使用药物来对抗这"青春痕迹",除了药物外还有什么有效缓解手段吗? 青春痘用药,也需要"私人定制"。

得了痤疮,切忌自己动手挤压

痤疮,又叫青春痘、粉刺、毛囊炎,是皮肤上毛囊皮脂腺的病变,表现为粉刺、丘疹、脓疱、囊肿和瘢痕形成,多发于面部、颈部、胸背部、肩膀和上臂。病因多种多样,但最直接的原因是毛孔堵塞。

青春期,雄激素分泌增加(女性肾上腺皮质分泌雄激素也会有所增加),刺激皮脂大量分泌,皮肤油光发亮,由于毛囊口或毛囊皮脂导管的角化、狭小堵塞,过多皮脂无法排出,淤积在毛囊内形成粉刺,刺激毛囊内的丙酸痤疮杆菌异常繁殖,产生溶脂酶,分离皮脂产生游离酸,诱导皮肤炎症产生,炎症加剧导致丘疹、脓疱、结节、囊肿和瘢痕等一系列痤疮症状。

根据皮肤损害的类型和严重程度不同,痤疮有一系列系统的治疗方法,通过减少皮脂分泌、解除毛囊堵塞、抑制局部细菌繁殖等各种医学手段可以有效控制进而治愈痤疮。得了痤疮,大多数人无法准确判断自己的病情,但千万不要自己动手去挤,这样做不仅有加重感染、遗留瘢痕的风险,而且挤压一旦发生在面部三角区还会有使感染扩散到颅内,引发海绵窦血栓性静脉炎的可能,严重时甚至会危害生命。因此,平时多多预防、发作时及时就医、合理使用药物才是痤疮治疗的三大良策。

治疗个体化,谨遵五大原则

痤疮的治疗方案并非一成不变,应按照个体化给药的原则,根据患者的实际情况灵活变换,以改善症状为最终目的。

1. 孕妇禁用维 A 酸类药物 维 A 酸类药物,也叫维甲酸,是治疗白血病的一种重要的药物,对痤疮的治疗有效但该药的不良反应也较多见,常见的有肝功能异常、血脂异常,甚至对精神状态也会有轻微的影响,因此应权衡利弊后用药。

另外,由于维A酸类药物有致畸作用,故孕妇禁用。外用制剂一般1天1～2次,于晚间睡前洗净患处,8～12周为1个疗程,一般须用药6周后才能达到最大疗效。注意涂敷于皮肤皱褶部,不宜接触眼睛或黏膜,用药部位应避免强烈的日光照射。

2. 口服抗菌药物仅用于中、重度痤疮患者　抗菌药物不应单独使用,达到治疗效果后应尽快停用,通常使用疗程为6～12周,用药期间注意检查肝、肾功能。

3. 皮损明显消退后应维持治疗　首选维A酸类药物,一般维持治疗6～12个月。必要时可用2.5%～10%过氧化苯甲酰涂敷患处,晨起洗漱后应用,1天1～2次。但不宜用在有毛发的部位,因其有氧化作用而易漂白毛发。

4. 锌可减轻炎症,促进痤疮愈合　锌在体内合成激素的过程中有一定作用,每天补充30～40毫克有助于减轻炎症和促进痤疮的愈合,一般可以选择口服葡萄糖酸锌。

5. 临床上不主张使用避孕药祛痘　痤疮并非青少年的"专利",不少成年人因为情绪紧张、饮食不当、作息不良,导致内分泌系统紊乱,脸上就会冒出痘痘。而要祛除痤疮,控制皮脂腺分泌,降低体内雄激素水平尤为关键。避孕药中有一部分孕激素的衍生物,能对抗雄激素,适当使用能起到一定的祛痘功效,但并非所有女性都适用,且一旦停药,会引起激素的平衡失调,使痘痘反弹,临床上并不很主张。

痤疮,预防远胜于治疗

在日常饮食上应注意少食糖果、甜食、油腻及辛辣刺激的食物,避免饮酒,宜多喝水,避免大便干结,多吃新鲜的蔬菜与水果,不乱吃

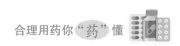
药物。注意皮肤卫生很重要,1天2次用温开水清洗,并用肥皂洗除油腻,油脂分泌多者可用硫磺皂,忌用碱性大的肥皂,忌用手挤压或搔抓导致皮损,忌用油脂类、粉类化妆品和含有糖皮质激素的软膏及霜剂。

此外,处于青春发育期的青年情绪不稳定、敏感、易受刺激,且此时特别注意容貌,因此得了痤疮后会极为苦闷,求治心切,常会胡乱用药或采取不恰当的措施。故必须释放心结、正确对待,并在日常生活中注意预防,不用手挤压以及正确使用药物。其实,痤疮并不可怕,郁郁寡欢不可取,舒缓压力平和心态,积极向上,保持良好习惯,合理用药,"颜面"问题自然迎刃而解。

链接:三大治疗痤疮药物

维A酸及其衍生物:①第一代维A酸,用于寻常型痤疮,常用0.025%~0.03%维A酸乳膏剂或0.05%维A酸凝胶剂;异维A酸,对于严重的痤疮,口服异维A酸是标准疗法,也是目前治疗痤疮最有效的方法,疗程以达到最小累积剂量60毫克/千克为目标;维胺酯,用于囊肿型痤疮。②第二代阿维A,用于银屑病。③第三代阿达帕林,用于以粉刺、丘疹和脓疱为主要表现的寻常型痤疮的皮肤治疗。

感染药物即抗菌药物:首选四环素类(米诺环素、多西环素等),其次为大环内酯类(红霉素)、克林霉素等。应避免选择常用于治疗系统感染的抗菌药物如左氧氟沙星等。

其他类:主要包括抗雄激素药物如口服避孕药、西咪替丁、螺内酯,还有过氧化苯甲酰、皮质类固醇、口服锌制剂和中成药等。

灰指甲，防治并重才能攻克

灰指甲，中医学称为"鹅爪风"，学名"甲癣"，其实就是一种甲真菌病。它是由皮癣菌、酵母及非皮癣菌等真菌所引起的指(趾)甲感染。甲癣病变始于甲远端、侧缘或甲褶部，表现为指甲颜色和形态异常，一般以 1～2 个指(趾)甲开始发病，重者全部指(趾)甲均可患病。手指甲、足趾甲均可发病，而足趾甲患病率更高，成人出现甲真菌病的比例为 6％～8％。

手指甲、足趾甲生长速度慢，治疗需耐心

甲癣的患甲一旦受到各种外伤，细菌易长驱直入，从而引发甲沟炎、甲床炎、手指脓皮病等并发症。甲癣为皮肤癣菌病中最顽固难治的一种。在治疗上可以采用手术拔甲、口服药物或外用药物等方法。手指甲和足趾甲的生长速度不同，完全替换一个新的手指甲需要 100 天，而足趾甲大约要 300 天，所以治疗灰指甲必须要有耐心。

1. 手术拔甲 较适于单发型的指(趾)甲。一般在局麻后，将患甲拔除。这种方法创面大，易出血，还易引起感染。手术后一般会有较强的疼痛感，还比较容易感染复发，临床现已较少使用。事实上，这种方法对于特殊的患者如心脏病、高血压、糖尿病等是不适宜的。

2. 口服抗真菌药物 适于多个指(趾)甲的发病。如每日口服特比萘芬片 250 毫克，连服 6～12 周；伊曲康唑每日 400 毫克，连服 7 天，休息 21 天为 1 个疗程，持续 3～6 个疗程；每周 1～2 次服用氟康唑 150 毫克，连续 4 个月以上。

一般情况下，口服抗真菌的药物可治愈 80％以上的甲真菌病。但因为口服药物必须达到真菌所寄生的甲板处才能发挥作用，且用药量较大，用药时间较长，所以应更加关注药物的不良反应，尤其是

患者的肝、肾功能。

3. 外用疗法　主要有局部涂药和封包削治等方法。①使用指甲锉(非专业人士切忌用刀片,以免出血而引发感染并继发其他疾病)将不规则坏甲磨薄,磨甲周期以 2 天 1 次为佳;②30％冰醋酸外涂或 10％冰醋酸浸泡病甲,每天 1 次,持续 3～6 个月以上。涂药前若先将病甲削薄,疗效会更佳。另外,涂甲之前应注意用温和的药膏保护甲周的皮肤;③选用特比萘芬酊、阿莫罗芬甲搽剂、环吡酮甲涂剂等抗真菌外用药物局部涂抹。

治疗灰指甲的"土方法",异曲同工。

陈醋大蒜法:半月可见效

老陈醋 250 克,大蒜约 250 克,将大蒜捣碎,装入玻璃容器内,倒入陈醋浸泡,时间 1 天左右。每晚 1 次,浸泡时间 15～20 分钟。半个月基本可见效果,待新指(趾)甲慢慢长出,即可渐渐替代灰指甲。

该法的原理其实很简单:陈醋具有软化指(趾)甲并兼杀菌作用,佐以大蒜,使得杀菌效果倍增。但必须注意,禁用铁、铝容器;无须加热;中间不换蒜醋,醋液少了可继续加入陈醋;浸泡时蒜醋的液面必须漫过病甲。

茶树油法:混合几滴橄榄油,事半功倍

茶树油是以蒸馏的方式从港木桃金娘科白千层叶中提取的纯天然植物精油。原产澳州的为最佳,印度和我国广西也有出产,可以作为良好的灰指甲病治疗药物,因为它含有一种天然的防腐成分可以杀灭大量的真菌。具体方法是用一些纯茶树油混合几滴橄榄油,把这种混合液体涂抹到受感染的指(趾)甲上,往往可以达到事半功倍的效果。

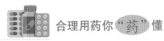

哺乳期妇女患病尽量选用外用法治疗

生活中的"土方法"可能对初期、不太严重的灰指甲有效果,但若病甲较多,病情严重者还是需要及时去医院专科就诊,咨询医生或药师。

而对于哺乳期妇女而言,因为处于特殊阶段,因而治疗灰指甲不宜操之过急。若权衡利弊后确实需要治疗,尽量采用外用的方法,口服抗真菌药物在哺乳期肯定是不行的。外用药物涂抹后不要接触孩子,哺乳前记得洗手,不要和孩子共用毛巾、脸盆,大人衣物与小孩衣物需分开清洗。

防病效果更胜于治疗,需注重日常饮食

灰指甲的预防与治疗同样重要,有时防病的效果更胜于治疗。患者的饮食需要格外注意,宜吃祛湿性的食物,如玉米、薏米、芡实、赤小豆、水芹、洋葱、冬瓜和茼蒿等;有利尿作用的食物,如黄瓜、海带、西瓜、山楂、咖啡等;或适量的燥性食物,如牛肉、羊肉、荔枝、芒果、菠萝等。忌吃湿性、寒凉性或厚味重的食物,如百合、竹笋、慈菇、河蟹、蛏子、甘蔗和柿子等。

多吃蔬菜、水果,至少应占每日饮食量的50%;多补充营养元素,如蛋白质、维生素 A 或维生素 A 乳剂、啤酒酵母、钙、镁及维生素 D、维生素 B、维生素 C 等。

总之,因为药物较难达到作用部位,灰指甲的治疗是一个长期的过程,有时会反复发作,确实烦人。患者不仅要坚持不懈地治疗,更应防治并重,用药上注意合理、安全,密切关注不良反应。另外,还要积极治疗身体其他部位的癣症及慢性的全身性疾病,提高自身免疫力,祛湿防潮,标本兼治,这样才会彻底痊愈。

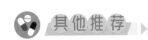

益处多多的辅酶 Q_{10}

改善心功能、对抗疲劳、有益于糖尿病及其并发症、减轻过敏症状、辅助治疗癌症……到底是什么药物如此神通广大,对身体有这么多的益处?答案就是——辅酶 Q_{10}。

辅酶 Q_{10} 可长期服用

辅酶 Q_{10} 又名泛醌,是一种脂溶性的维生素类似物,在人体呼吸链中的质子转移与电子传递过程中起着重要的作用,是细胞代谢与细胞呼吸的激活剂。此外,辅酶 Q_{10} 还是较为重要的抗氧化剂与非特异性免疫增强剂,尤其是与维生素 E 联合应用时其抗氧化作用更为明显。目前,辅酶 Q_{10} 在抗衰老、抗疲劳、保护心血管、癌症辅助治疗等方面有着较为广泛的应用。国际上,辅酶 Q_{10} 除了在医药领域的应用外,作为添加剂,在食品、保健品、化妆品市场上的应用也越来越受到关注。

辅酶 Q_{10} 最初是在牛心的线粒体中被发现的,并被证明其缺乏是引发心脏病的病因之一,由日本最早从废烟叶中提取的茄泥醇并加工,实现了工业化生产。美国与日本分别于 2003 年和 2004 年批准其作为食品添加剂使用。辅酶 Q_{10} 进入体内会被还原成还原性辅酶 Q_{10} 产生作用。作为人体本身就含有的物质,辅酶 Q_{10} 有着较高的安全性,研究显示:每日服用 200 毫克,持续 6～12 个月或每日服用 100 毫克,持续 6 年,未见有明显的不良反应,因而可以长期服用。

辅酶 Q_{10} 前景广泛

1. 减轻心肌缺血带来的损伤　目前,辅酶 Q_{10} 主要应用于心血管疾病的临床治疗。研究表明,在心脏病如充血性心力衰竭患者的心肌中有辅酶 Q_{10} 降低的现象,辅酶 Q_{10} 可以改善患者的呼吸困难等临床症状,增加心输出量。辅酶 Q_{10} 还可以减轻缺血对于心肌的损伤,保护心肌,改善心功能。

2. 缓解帕金森病　此外,应用辅酶 Q_{10} 还可以缓解甚至消除因服用他汀类药物引起的肌痛与疲劳等不良反应,因而两者较宜联合服用。由于辅酶 Q_{10} 可以改善线粒体的功能障碍,口服辅酶 Q_{10} 对于可能因细胞凋亡、线粒体功能障碍而引起的神经系统疾病如帕金森病、亨廷顿舞蹈病等都有良好的调节作用。

3. 抗氧化作用　在细胞的氧化、磷酸化及 ATP 的产生过程中,辅酶 Q_{10} 起着重要的作用。在服用辅酶 Q_{10} 后,可通过其强大的抗氧化作用,缓解机体的氧化应激状态,因而也用于糖尿病及其并发症的辅助治疗。大剂量的辅酶 Q_{10} 与维生素 C 合用可以保护细胞,抗氧化、清除自由基,从而减轻过敏反应或避免其发生。值得一提的是,如果辅酶 Q_{10} 中混有杂质(大多数是辅酶 Q_9 和辅酶 Q_{11})则反而会诱发过敏反应。

4. 缓解化疗后的不良反应　此外,辅酶 Q_{10} 对于因癌症治疗中使用化疗药物导致的氧化应激状态所引起的不良反应有一定的缓解作用,因而可用于癌症的辅助治疗。临床证实,辅酶 Q_{10} 还有着一定的降压作用,并可以防止精子氧化,从而改善男性的生育能力。在化妆品中,因辅酶 Q_{10} 的抗氧化与清除自由基的作用,常被作为添加剂,以延缓皮肤的衰老、改善肤质。

丹参片、复方丹参片和丹参滴丸，怎么选

丹参味苦,微寒;归心、肝经。善于通血脉,散郁结,去淤生新,调经顺脉,具有活血祛淤,通络止痛,宽胸解郁,清心除烦之功。与其相关的药物有丹参片、复方丹参片和丹参滴丸。这3种药的名字很像,它们之间有什么区别呢? 使用的时候又该注意些什么呢?

复方丹参片,多了三七和冰片

丹参片与复方丹参片在实际临床应用中略存差别。

丹参片是临床常用的一种中成药,它是由单味丹参浸膏提取而成,功能为活血化淤,临床可用于治疗胸痹。丹参片多用于治疗因淤血闭阻所致胸痹,症见胸部疼痛,痛处固定,入夜尤甚,甚或痛引肩背,时或心悸不宁,舌质紫暗或有淤斑,脉弦涩。

复方丹参片的主要成分是丹参、三七和冰片,为复方制剂。丹参活血化淤,清心安神,通脉止痛,为君药;三七活血化淤,通经止痛,为臣药;冰片辛香走窜,通窍止痛,醒神化浊,引药入心经,为佐药。共奏能达活血化淤、理气止痛之功,是治疗冠心病、心绞痛的常用药品。

应注意的是,丹参片与复方丹参片成分相类似,不能同时服用,以免重复给药后不良反应的发生。

复方丹参滴丸,起效速度优势明显

坊间有传言复方丹参片起效快,略胜一筹,这其实是一个误区。复方丹参片采用生药直接磨粉、压片而成,有效成分为丹参酮,只能口服,这点与丹参片一样,需经过胃肠道吸收,故两者都不能作为缓解心绞痛的急救用药,只能作为治疗冠心病的常规用药。

相较而言,复方丹参滴丸在起效方面就优势明显了,它是在复方丹参片处方的基础上,利用现代科学制剂技术精制而成的滴丸剂,其

有效成分为丹参素,而丹参素较丹参酮水溶性更好、起效更快。另外,复方丹参滴丸中的三七提取物的生物利用度也较复方丹参片来得高,舌下含服,通过舌下静脉吸收,迅速避过肝脏首过效应以达到血药浓度高峰,故可用于急救。

是药三分毒,警惕不良反应

当然纵有万般好,是药总有三分不良反应。无论丹参片、复方丹参片、丹参滴丸,其中所含的丹参成分都有活血之功。因此,孕妇、月经期妇女及有出血倾向者禁用,寒凝血淤胸痹者亦不宜服用复方丹参片。个别患者在服药后可能会出现胃脘不适,故建议饭后服用。在治疗期间,如心绞痛持续发作,宜加用硝酸酯类药物。如果出现剧烈心绞痛、心肌梗死等病症,应及时急诊治疗。

另外,有报道长期服用复方丹参片可能引起低血钾症。研究发现,有的冠心病患者按常规剂量连续服用复方丹参片1个月后,血钾水平较治疗前降低,出现腹胀、乏力等缺钾表现,这与复方丹参片所含的冰片成分有一定相关性。因此,在服药过程中应注意适当补钾,可经常吃些富含钾离子的食物,如香蕉、橘子、黄豆、花生、蘑菇、木耳、土豆、白薯、海带和香菇等。

免疫增强剂是辅助治疗肿瘤的"杀手锏"吗

手术、化疗、放疗,这是常规对抗癌症的手段。然而,有些癌症患者却可以在没有接受任何治疗或只有少量治疗的情况下,自愈并很少复发,这难道是奇迹?不!专家认为,这可能是由于人体自身免疫系统发挥的作用而使癌细胞消散。与之相对,在人体免疫力低下时,癌细胞可能会逃脱免疫系统的监测。所以,如何有效提高人体免疫力,对于防治癌症有着重要的意义。

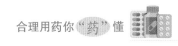
免疫增强剂是通过刺激机体产生相应的抗体,以增加白细胞、巨噬细胞的吞噬能力,或促进淋巴细胞的发育分化及干扰素、白细胞介素、肿瘤坏死因子的释放,来提高人体免疫力的一类制剂。免疫增强剂有胸腺肽、卡介苗、左旋咪唑、含中药成分如香菇多糖等。

4 类常用的免疫增强剂

1. 胸腺肽类制剂　目前临床上常用的有胸腺肽、胸腺肽 α_1、胸腺 5 肽,可以非特异性地刺激 T 细胞的增殖分化与成熟,促进淋巴因子的分泌,提高肿瘤患者的机体免疫力,一般可以与其他常规的治疗手段联合应用,改善患者的生存,预防术后的复发与转移,可用于肺癌、肝癌、胃肠道系统肿瘤、淋巴造血系统肿瘤的辅助治疗。

2. 卡介苗　是减毒牛型结核分枝杆菌悬液制成的活菌苗,最早用于结核病的预防,后被用于膀胱灌注来治疗膀胱癌,并经证明对膀胱原位癌有较好的缓解率,被认为是肿瘤的免疫治疗较为成功的案例之一。

3. 左旋咪唑　本是一种驱虫药,近年来发现可以促进免疫缺陷或免疫抑制的癌症患者免疫力的恢复,从而作为癌症的辅助治疗,如左旋咪唑与 5 - 氟尿嘧啶(5 - FU)联合治疗结肠癌。

4. 香菇多糖　可激活 T 细胞、自然杀伤细胞、巨噬细胞,增强免疫细胞对体内癌症细胞的杀伤,抑制癌症细胞的转移,毒副作用小,可用于胃癌、结肠癌和肺癌等癌症的辅助治疗。

肿瘤免疫治疗只是辅助手段

肿瘤的免疫治疗,规避了放化疗的毒副作用,可减轻患者的痛苦,帮助患者恢复遭化疗、放疗所破坏的免疫系统,提高患者对放化疗的长期耐受能力。此外,对于癌症的术后复发也有着较强的预防作用。

然而,"优点千万条,原则仅一项"——通过提高人体免疫力类的制剂,一般仅作为癌症的辅助治疗,需结合常规的治疗手段,单独使用并不能作为肿瘤治疗的"杀手锏"。

此外,对于自身免疫系统疾病患者、器官移植后服用免疫抑制剂的患者及单纯免疫力低下的患者而言,以提高免疫力类的制剂作为辅助治疗并不完全适宜,日常饮食调理应是最理想方法。如:多喝白开水促进新陈代谢;多喝酸奶维持菌群平衡;经常喝茶补充茶氨酸、茶多酚;适当补充铁质,每天不超过 45 毫克;补充精氨酸和微量硒元素综合提高免疫力等。还有,适宜的运动也很重要,当然也应注意不能运动过量!

老年人服用钙剂,品种、时间有讲究

钙是对人体有益的元素,但不同年龄层的人在补钙上也有所不同,尤其是适合老年人服用的钙剂在含钙量、成分、剂型上都有讲究,如果服用不当,会直接影响钙的吸收,因此不能随意服用。

三代钙剂大比拼

事实上,目前我国人均钙摄取量达不到推荐量的一半,因而对于骨质疏松症的防治而言,除了在饮食方面多吃含钙量较高的食物,如乳制品与豆制品外,适量、合理地服用钙剂,也比较重要。

目前,市场上的钙剂主要分为一代的无机钙、二代的有机钙、三代的超微粉化碳酸钙制剂与具有生物活性结构的有机酸钙。无机钙为钙的无机盐,如碳酸钙、氧化钙、磷酸钙等,虽价格低廉、含钙量高,但其溶解度较差,需大量胃酸将其溶解,释放出钙离子后,才可被人体部分吸收;另外该类钙剂对胃肠道的刺激性也较大。有机钙如乳酸钙、葡萄糖酸钙、醋酸钙、马来酸钙等,虽溶解性较好,胃肠刺激性较小,但其含钙量较低,需服用大量钙片,且长期服用可致有机酸离子蓄积,反而会引发不良反应。第三代为超微粉化碳酸钙及具有生物活性的有机酸钙,如 L –天冬氨酸钙、甘氨酸钙等,其溶解度好、生物利用度高、胃肠道刺激性小,但价格较为昂贵。

由此看来对于患有骨质疏松症的老年人,宜选用含钙量高、易吸收、刺激性小、价格适中、不良反应较少的钙剂为宜。

服用钙剂,时间节点有讲究

老年人服用钙剂时,何时较为合理呢?服用钙剂时,又有哪些注意事项呢?一般来说,口服钙剂需在胃部经胃酸解离成钙离子后,经小肠吸收。确定每日补钙剂量后,不推荐将 1 日剂量 1 次服用,建议分次服用,以提高生物利用度。每次服用 50 毫克为最佳吸收剂量。

1. 晚上服用效果更好　在服用钙剂的时间点上,由于后半夜与清晨时,人体的血钙浓度较白天更低,故晚上补钙,更有利于钙的吸收,如钙尔奇 D。此外,食物中尤其是蔬菜和水果中的草酸、磷酸盐等不利于钙的吸收,故服用钙剂时避免同吃菠菜、茭白、竹笋、洋葱、毛豆、雪菜等食物,或者用温水将蔬菜焯一下,将草酸、磷酸盐破坏。

2. 服用时晚餐不宜过晚　对于胃酸分泌正常者,一般推荐在饭后 1 小时左右服用钙剂;对于胃酸缺乏者,可在进餐时服用钙剂。值得注意的是,在服用钙剂时,晚餐不宜吃得过晚,且应适量增加饮水,以降低尿路结石形成的可能。对于高钙血症、高钙尿症等患者,不宜补钙。对于已有泌尿系统结石的患者,在服用钙剂后,应定期做 B 超检查。

3. 多做户外运动　如上所述,在服用钙剂的同时,宜适量补充维生素 D,以促进钙的吸收。可适当增加户外活动、多晒太阳,以增加体内的维生素 D 的

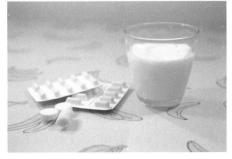

合成,但需注意因紫外线不能透过玻璃,因而在室内隔着玻璃晒太阳,对增加体内维生素 D 是没有效果的。在服用钙片时,宜嚼碎后服用,以增加钙剂的表面积,使钙剂更加易于被吸收。

新冠肺炎,没有药物可预防

药物是有"双刃剑"属性的,对于新冠肺炎患者而言,临床治疗就是应该追逐药效的最大化,而将不良反应的隐患降至最低。对于健康人群来说,我们不推荐预防性服用药物。但是,民众对于新冠病毒总是心生恐惧,总想吃点什么来预防一下,比如维生素 C 泡腾片(力度伸)、金银花等。那么这些药物究竟有没有预防新冠病毒的功效呢?

维生素 C 泡腾片:没有抗病毒作用,适量补充对健康有益

维生素 C 泡腾片主要成分是维生素 C,在体内主要参与脂肪和蛋白质等多种物质的合成与代谢,同时兼顾维持正常免疫功能的作用。谨记:维生素 C 并没有抗病毒的作用!

辩证地说,维生素 C 作为人体所必需的一种微量元素,适当补充对于健康是有益的。尤其是新冠肺炎患者,因处于病毒感染状态,住院期间也未必能够保证膳食中有足够的维生素 C 摄入,所以治疗过程中适度补充维生素 C,对于疾病的康复是利大于弊的。

而对于普通人来说,应以保持均衡的膳食为首选,因为新鲜的蔬菜和水果中富含维生素 C。我国膳食指南推荐每天维生素 C 的摄入量为 1 克,最大耐受量为 2 克。所以,力度伸一天一片的剂量是可取的。但超过这个量,反而可能会产生危害,比如胃肠刺激、腹泻和消化不良等,甚至会增加肾结石的风险。

此外,维生素的理化性质不稳定,维 C 泡腾片应该溶解在温度不

高(<40℃)的水中或者冷开水中服用,千万不能直接吞服,以免在咽喉部产生大量的新生二氧化碳而造成窒息;也不宜与碱性的药物(如磺胺类抗菌药物)同服,以免酸碱中和,导致药效降低,不良反应加大。

金银花:泡水喝挺好,防治新冠肺炎言之过早

金银花被誉为清热解毒的良药,既能宣散风热,还善清解血毒,用于各种热性病,如身热、发疹、发斑、热毒疮痈、咽喉肿痛等症,效果显著。

前段时间,网传金银花可防控新冠肺炎,仔细推敲,漏洞多多。事实上,目前还没有足够的临床试验可以证明金银花的抗病毒效果。其实,不管是金银花还是常规的绿茶,泡水喝还是挺好的,但若说能防治新冠肺炎,那还言之过早或者说言过其实。

双黄连口服液:即便能抑制病毒,也不代表有预防作用

同样以金银花、连翘等为主要成分的双黄连口服液,前阶段有消息称其可抑制新冠病毒,但这一结论只是基于实验室的体外研究结果,目前尚无证据表明它在人体内可抑制新冠病毒。众所周知,体外实验与体内情况是不同的,混为一谈是不严谨的,也是不科学的。退一步说,即使有证据说明其可以抑制病毒,也不代表就一定有预防的作用。很多中成药的不良反应不明确、不可控,所谓"量效关系不明、作用机制不清",所以切莫随意预防性服用。

图书在版编目(CIP)数据

合理用药你"药"懂/石浩强主编. —上海:复旦大学出版社,2021.6
上海市老年教育推荐用书
ISBN 978-7-309-15598-3

Ⅰ.①合… Ⅱ.①石… Ⅲ.①用药法-老年教育-教材 Ⅳ.①R452

中国版本图书馆 CIP 数据核字(2021)第 080960 号

合理用药你"药"懂
石浩强 主编
责任编辑/江黎涵

复旦大学出版社有限公司出版发行
上海市国权路 579 号 邮编:200433
网址:fupnet@ fudanpress. com http://www.fudanpress.com
门市零售:86-21-65102580 团体订购:86-21-65104505
出版部电话:86-21-65642845
上海丽佳制版印刷有限公司

开本 787×1092 1/16 印张 8.5 字数 106 千
2021 年 6 月第 1 版第 1 次印刷

ISBN 978-7-309-15598-3/R·1865
定价:45.00 元